A saúde pública

no Rio de Dom João

A saúde pública
no Rio de Dom João

TEXTOS

Manoel Vieira da Silva
e *Domingos Ribeiro*
dos Guimarães Peixoto

INTRODUÇÃO

Moacyr Scliar

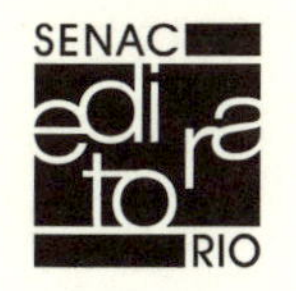

A saúde pública no Rio de Dom João

Direitos desta edição reservados ao Serviço Nacional de Aprendizagem Comercial - Administração Regional do Rio de Janeiro.

PREFEITURA DA CIDADE DO RIO DE JANEIRO

Prefeito Cesar Maia

Comissão para as comemorações da chegada de D. João e da Família Real ao Rio de Janeiro

Alberto da Costa e Silva
COORDENADOR GERAL

Ricardo Macieira
SECRETÁRIO MUNICIPAL DAS CULTURAS

André Zambelli
SECRETÁRIO EXTRAORDINÁRIO DO PATRIMÔNIO CULTURAL

Sonia Mograbi
SECRETÁRIA MUNICIPAL DE EDUCAÇÃO

Ágata Messina Pio Borges
SECRETÁRIA ESPECIAL DE COMUNICAÇÃO SOCIAL

Paulo Bastos Cezar
SUBSECRETÁRIO ESPECIAL DE TURISMO

CONSULTORAS
Lilia Moritz Schwarcz
Lúcia Garcia

1ª edição: fevereiro de 2008

SENAC RIO

Orlando Diniz
PRESIDENTE DO CONSELHO REGIONAL

Carlos Miguel Aranguren
DIRETOR DO DEPARTAMENTO REGIONAL

Andrea Fraga d'Egmont
EDITORA

Originais gentilmente cedidos do acervo da Biblioteca Guita e José Mindlin à Comissão, com fotos de Lúcia Mindlin

Raquel Martins Rego
TRANSCRIÇÃO DOS TEXTOS ORIGINAIS, ATUALIZAÇÃO ORTOGRÁFICA E PESQUISA ICONOGRÁFICA

Lilia Zanetti
REVISÃO

Jaime Acioli
(ACERVO DA BIBLIOTECA NACIONAL)
FOTOGRAFIAS

Victor Burton
PROJETO GRÁFICO

Ana Paula Brandão
DIAGRAMAÇÃO

Imagem da capa: "Cirurgião negro colocando ventosas", de Jean-Baptiste Debret.

Editora Senac Rio
Av. Franklin Roosevelt, 126/604 - Centro - Rio de Janeiro - RJ
CEP: 20.021-120
Tel.: (21) 2510-7100 - Fax: (21) 2240-9656
www.rj.senac.br/editora • comercial.editora@rj.senac.br

Sumário

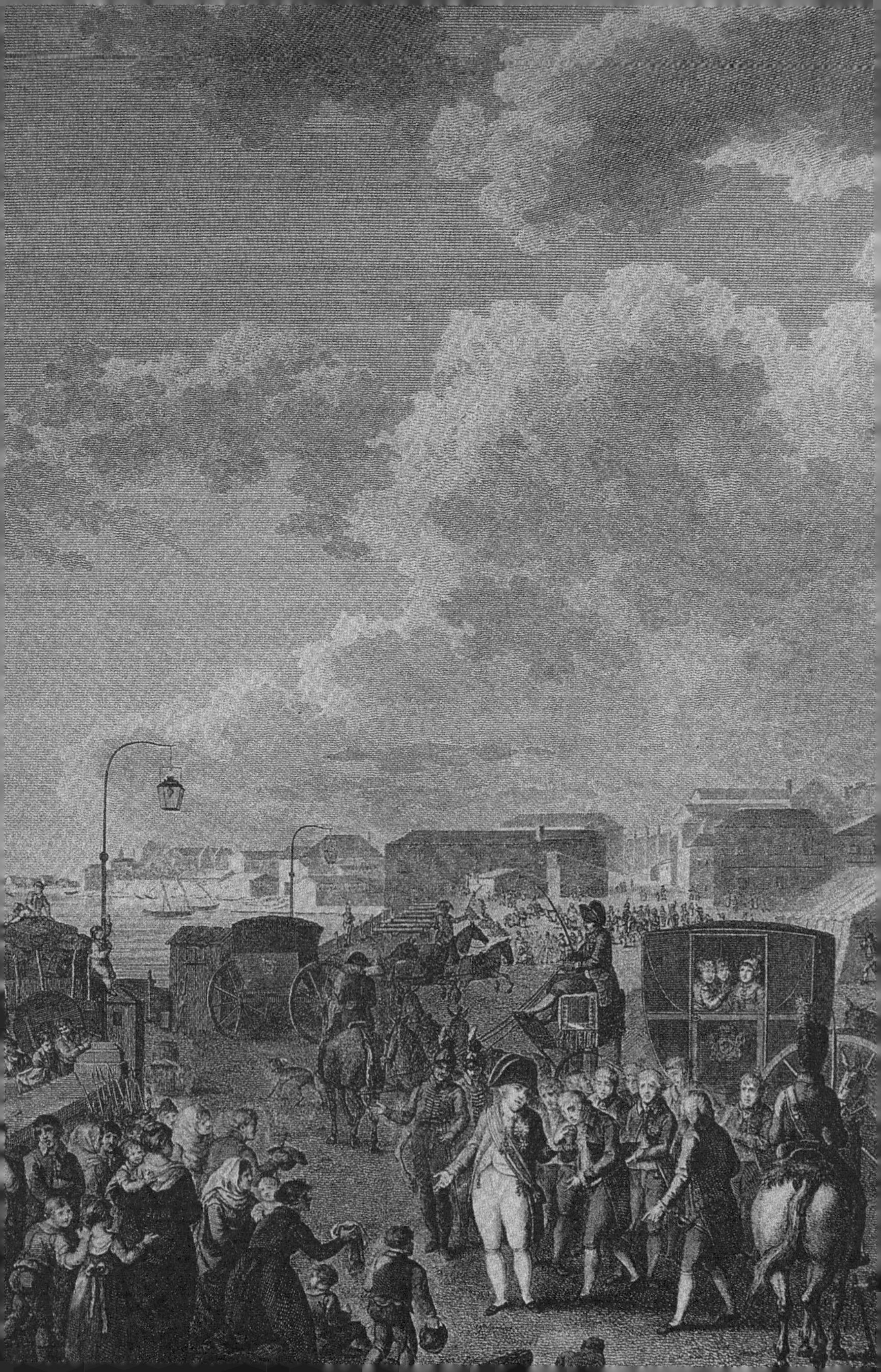

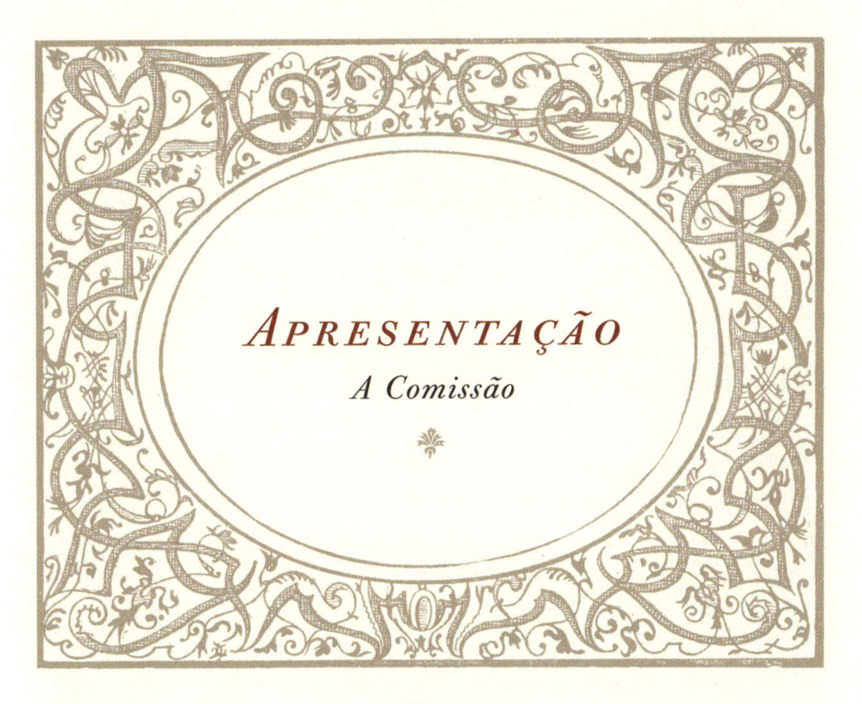

APRESENTAÇÃO

A Comissão

No Rio de Janeiro das primeiras décadas do século XIX, havia uma casa editora que tinha entre seus autores Virgílio, Ovídio, Racine, Jean-Baptiste Rousseau, Voltaire, Adam Smith, Alain-René Lesage, Alexander Pope, Bernardin de Saint-Pierre, Tomás Antônio Gonzaga, Basílio da Gama, Bocage, Corrêa Garção, José Agostinho de Macedo e José da Silva Lisboa, e que publicava índices e coleções de leis, traduções do que havia de mais moderno na Europa em livros didáticos de aritmética, álgebra, geometria, trigonometria, astronomia, física, óptica, química e outras matérias, além de uma gramática da língua inglesa e de obras sobre agricultura, botânica, medicina, higiene, demografia, economia, comércio, história e arte militar. De seus prelos, tanto saíam livros de leitura para crianças e as *Aventuras pasmosas do célebre barão Munkausen*, quanto o *Ensaio sobre a crítica*, de Alexander Pope, e *As preleções filosóficas sobre a teórica do discurso e da linguagem, a estética, a diceósima e a cosmologia*, de Silvestre Pinheiro Ferreira. Se a editora nos tivesse deixado um catálogo impresso, causaria alguma inveja às que vieram depois: poucas poderiam ostentar um título como o *Roteiro sobre a navegação do mar da China, para servir de instrução nas derrotas contra-monções, com a análise dos escolhos, sondas e canais explorados até agora, com um apêndice relativo ao comércio entre os portugueses da costa do Noroeste da América e a China, e outros pontos concernentes à geografia náutica, etc.*, escrito por um certo Joaquim Bento da Fonseca, ex-professor e examinador de hidrografia da Real Aula de Macau.

Os seus livros e folhetos são de um bom gosto de causar pasmo. Belamente paginados e impressos cuidadosamente em papéis de qualidade, muitos roçam o nível de obras de arte e alguns são seguramente obras-primas tipográficas. É um prazer olhá-los e tê-los na mão. Em nossos dias, um amador de livros dificilmente se cansará de percorrer, por exemplo, as numerosas páginas do *Ensaio sobre os perigos das sepulturas dentro das cidades e nos seus contornos*, impresso de forma sóbria, clara e limpa.

Tão alto nível tipográfico pressupunha uma escola e uma tradição que não existiam no Rio de Janeiro. No Brasil, não se imprimiam livros nem jornais. Não se imprimia nada, nem havia quem se dedicasse a esse ofício. Os tipógrafos, assim como as máquinas, tinham chegado de Lisboa com a Família Real portuguesa, e era deles o bom saber.

Em 1807, D. Rodrigo de Sousa Coutinho, futuro conde de Linhares, havia mandado importar da Grã-Bretanha uma tipografia completa e moderníssima, para os serviços da Secretaria de Estado dos Negócios Estrangeiros e da Guerra. As máquinas ainda não haviam sido desencaixotadas, quando se apressou a saída de Portugal do Príncipe Regente. Tratava-se de transferir para o Rio de Janeiro não apenas a Família Real, mas o próprio governo, que, assim, escaparia de render-se a Napoleão. Uma parte do território do reino, a européia, poderia ser ocupada, como foi, pelos franceses, mas o Estado português continuaria independente. E, para que esse funcionasse em plenitude, o Rio de Janeiro tinha de repetir Lisboa, e cada uma das instituições políticas portuguesas deveria atravessar o oceano e continuar no Brasil como se não tivesse havido a interrupção da viagem.

Ainda bem que os caixotes com as máquinas tipográficas não tinham sido abertos. Puderam, por isso, apesar da confusão do embarque da Corte, seguir no navio *Medusa* e, assim, garantir que os atos do Príncipe Regente, no Rio de Janeiro, fossem impressos e divulgados. Em 13 de maio de 1808, decorridos 66 dias de seu desembarque, assinava D. João um decreto pelo qual destinava a tipografia encomendada por Sousa Coutinho aos trabalhos da Impressão Régia, que passavam a ser feitos na nova capital do reino.

A Impressão Régia tinha por principal atribuição publicar toda a legislação e os papéis do Estado – as cartas régias, os decretos, os alvarás, as resoluções, os editais e o que mais houvesse ou fosse necessário. No ato de 13 de maio, estabeleceu-se, no entanto, que poderia imprimir "todas e quaisquer outras obras", com o que se corrigia a ausência, por serem até então proibidos, de prelos no Brasil.

Tipógrafos e máquinas começaram a trabalhar com afinco e pressa. Já em 1808, da Impressão Régia saíam, além de numerosos textos oficiais, os primeiros números da *Gazeta do Rio de Janeiro*, que era uma espécie de jornal oficial, a *Memória histórica da invasão dos franceses em Portugal no ano de 1807*, de autoria não confessada do bispo do Rio de Janeiro, D. José Caetano da Silva Coutinho, as duas primeiras partes das *Observações sobre o comércio franco no Brasil*, de José da Silva Lisboa, futuro Visconde de Cairu, e as *Reflexões sobre alguns dos meios propostos por mais conducentes para melhorar o clima da cidade do Rio de Janeiro*, do médico da Real Câmara Manoel Vieira da Silva.

As tiragens seriam pequenas, até mesmo quando se tratava de romances de grande voga, como *Paulo e Virgínia*, de Bernardin de Saint-Pierre, e *O diabo coxo*, de Lesage, ou sentimentais e lacrimosos, como *O amor ofendido e vingado*, ou de folhetos de cordel – que também os publicava a Impressão Régia –, como a *História da donzela Teodora* ou a *História verdadeira da princesa Megalona*. A cidade tinha poucos leitores. Mas, entre esses, havia indivíduos de grande cultura, dispostos a correr o risco de passar por ateus ou jacobinos – foi mais ou menos isso o que sobre eles escreveu Hipólito José da Costa no seu *Correio Braziliense* –, que pediam na loja que vendia livros um exemplar da tradução em português de *La Henriade* de Voltaire.

A Comissão para as comemorações do bicentenário da chegada de D. João e da Família Real Portuguesa ao Rio de Janeiro sugeriu a editoras cariocas que reeditassem alguns desses livros, para marcar os duzentos anos do início da imprensa, da atividade editorial e da tipografia na cidade e no país. Neste pequeno volume que o leitor tem em suas mãos juntam-se dois opúsculos sobre saúde pública: as já mencionadas *Reflexões* de Manoel Vieira da Silva sobre o clima e as enfermidades mais comuns no Rio de Janeiro, e um trabalho do cirurgião da Câmara de El-Rei Domingos Ribeiro dos Guimarães Peixoto tendo por tema os mesmos assuntos e apresentando propostas para o saneamento da cidade. O primeiro é de 1808, logo após o desembarque de D. João; o segundo, de 1820, pouco antes de sua partida de volta a Portugal.

Nota do editor

Andrea Fraga d'Egmont

No intuito de facilitar a compreensão
do texto e tornar mais claro
seu conteúdo, embora mantendo a integridade
da obra, foi feita uma atualização
na linguagem e na pontuação dos textos
originais, que nesta edição seguem a
norma culta da língua portuguesa.

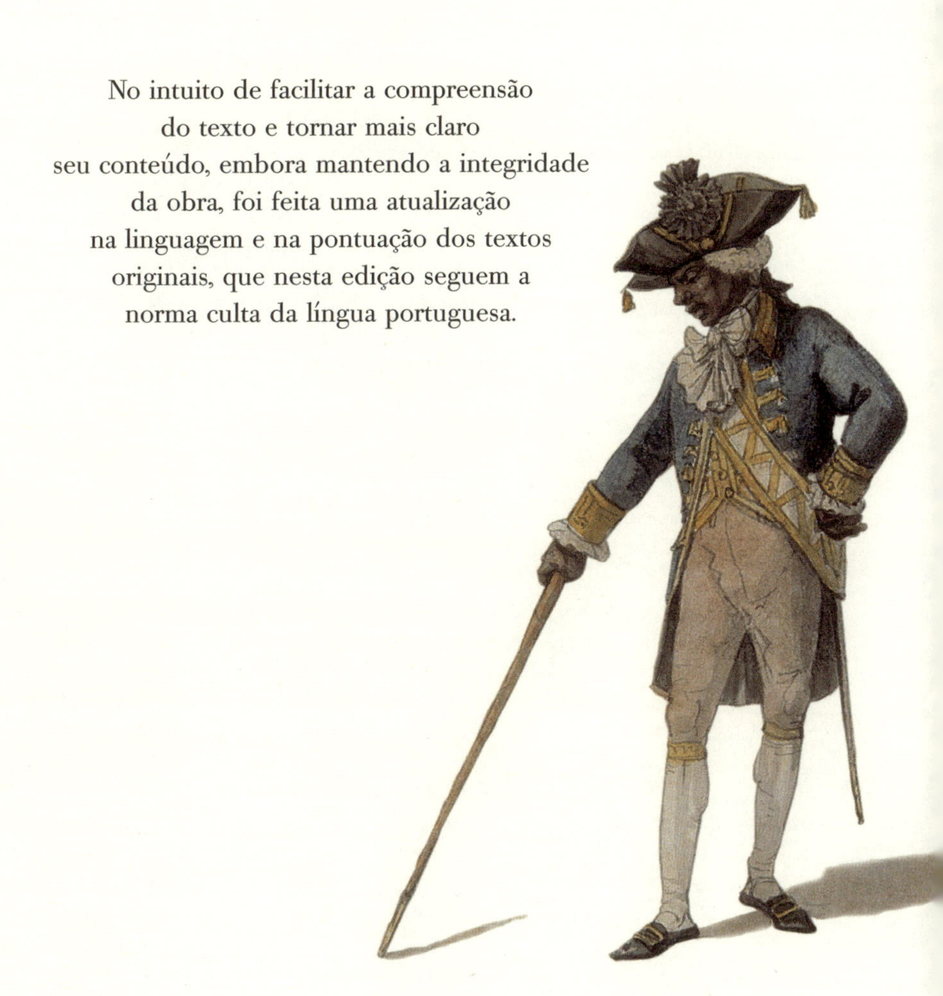

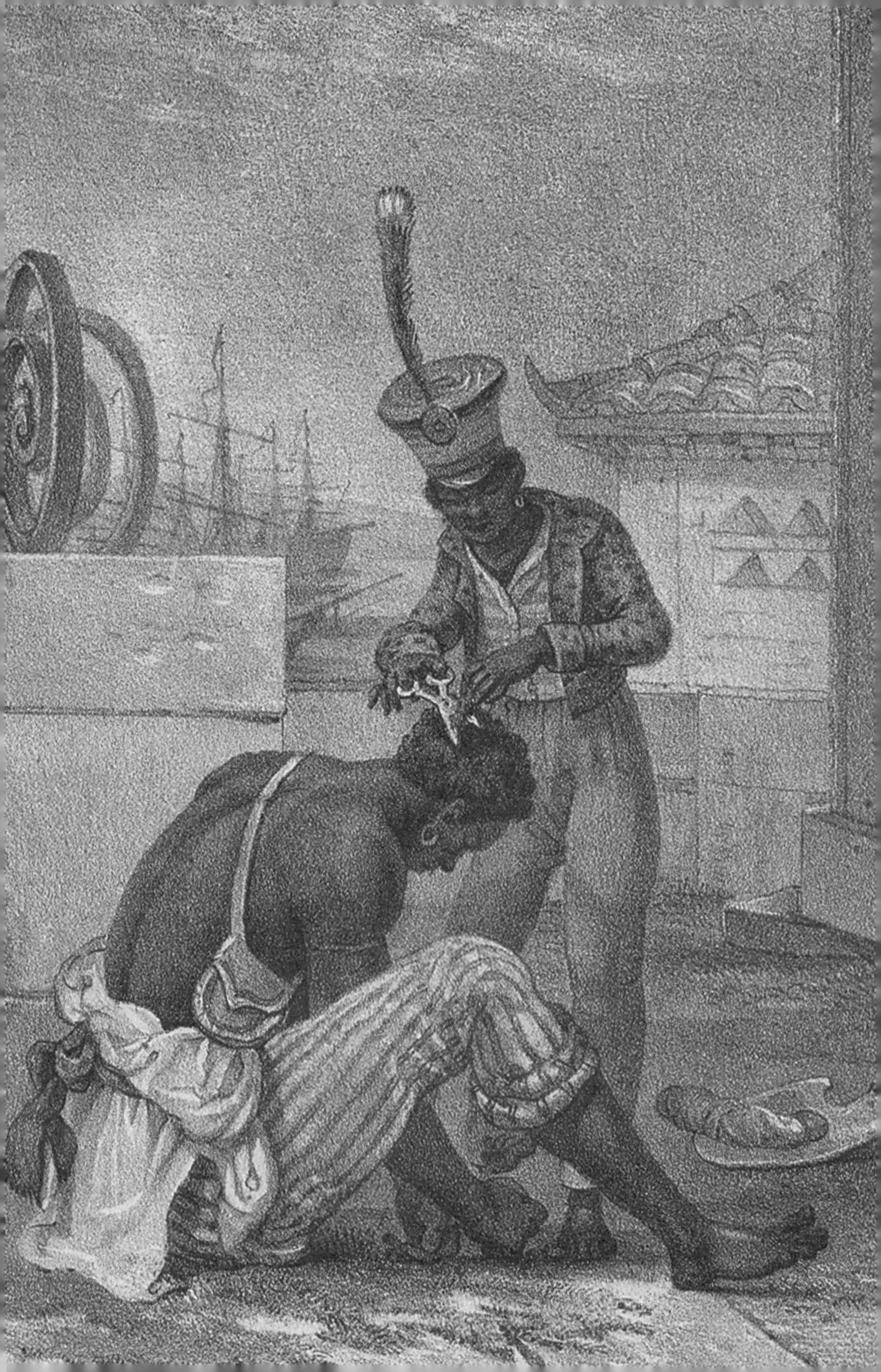

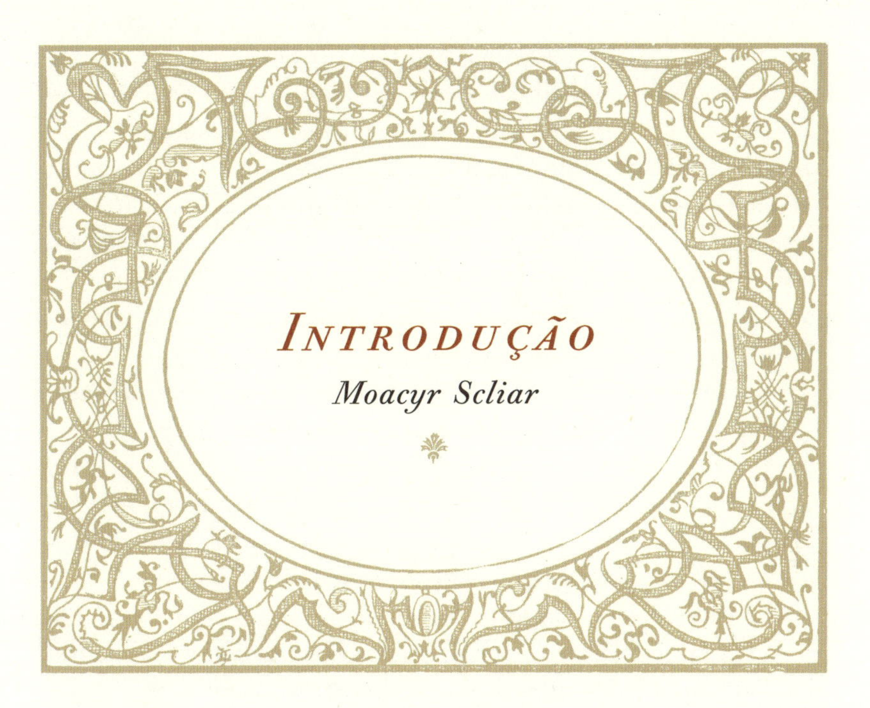

Introdução

Moacyr Scliar

Os índios que habitavam o Brasil à época da chegada dos portugueses tinham excelentes condições de saúde, o que não era de admirar: fortes, bem nutridos, seu estilo de vida hoje seria considerado modelo. Alimentavam-se de produtos naturais, não eram sedentários e faziam uso apenas esporadicamente de bebidas fermentadas e das folhas do tabaco (muito diferentes do cigarro industrializado). Quando adoeciam, o que provavelmente era raro, recorriam – dentro de uma concepção mágico-religiosa da doença, comum às culturas ditas primitivas – aos curandeiros tribais, os pajés que tratavam as enfermidades não só mediante procedimentos ritualísticos, mas também fazendo uso de produtos vegetais e animais.

Os colonizadores não endossavam tal conduta. Seu objetivo era cristianizar os índios e, para isso, tinham de eliminar a influência dos pajés. Assim, os jesuítas assumiram o cuidado dos doentes. Além dos padres, existiam os físicos, termo então usado para designar os médicos. Os físicos eram licenciados, ou seja, possuíam diploma, fornecido por uma das universidades da Península Ibérica, como Coimbra ou Salamanca. Num modelo que mais tarde se tornaria regra no Brasil, eles eram contratados pela autoridade colonial, mas tinham também atividade privada. Vários eram cristãos-novos, judeus convertidos à força à fé cristã; na Península Ibérica, mas não só lá, a medicina era freqüentemente exercida por judeus. Explicável: tratava-se de uma profissão de prestígio, mas, ao mesmo tempo, "portátil", um conhecimento que a pessoa poderia levar consigo em caso de fuga precipitada, o que, para uma minoria perseguida, era quase a regra.

Os físicos diagnosticavam e prescreviam. Procedimentos como a sangria, muito freqüente então, ficavam a cargo dos barbeiros-cirurgiões – entre outras razões, porque médico que se prezasse não usava as mãos: isso era coisa para profissões inferiores. A assistência hospitalar estava a cargo das Santas Casas, estabelecimentos de caridade que proporcionavam abrigo e amparo religioso aos moribundos.

Era rudimentar a organização da assistência à saúde. Até 1782 existiu um Físico-Mor (um remoto antecessor do Ministro da Saúde), que, por intermédio de assistentes, fiscalizava a prática médica e a venda de medicamentos, esta feita nas boticas, que serviam também de ponto de encontro para conversas e o jogo do gamão. As boticas também aplicavam sanguessugas, que serviam para extrair o "excesso" de sangue ou o sangue "envenenado".

Boa parte da população continuava recorrendo aos curandeiros, com suas rezas e mezinhas. E o parto estava a cargo das "curiosas", ou parteiras.

Epidemias eram comuns e vitimavam sobretudo os indígenas, cujo organismo era suscetível às doenças dos europeus. Morriam até mesmo de doenças comuns, como gripe. Não raro os colonizadores se aproveitavam dessa suscetibilidade. Colocavam nas trilhas roupas de variolosos. Os índios vestiam-nas, contraíam a doença e morriam como moscas. Varíola, ou "bexigas", tornou-se uma enfermidade comum – e epidêmica. O primeiro surto da doença ocorreu já em 1563 e motivou o aparecimento de uma série de obras escritas pelos médicos do Brasil colonial. Outras pestilências também eram freqüentes: febre amarela, malária, peste bubônica.

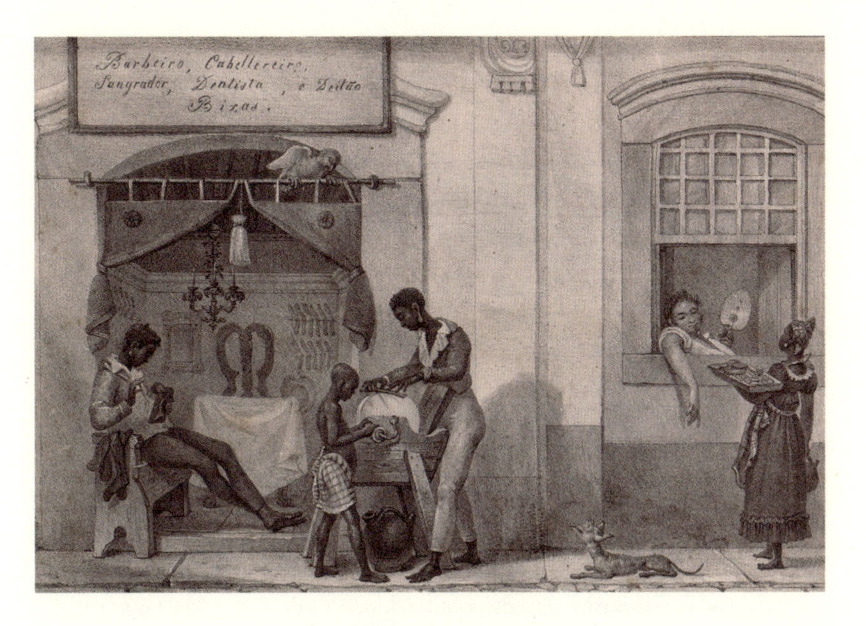

Boutique des barbiers

JEAN-BAPTISTE DEBRET

{1834-1839}

IN: *VOYAGE PITTORESQUE ET HISTORIQUE AU BRÉSIL, OU, SÉJOUR D'UN ARTISTE FRANÇAIS AU BRÉSIL.*
PARIS: FIRMIN DIDOT. FUNDAÇÃO BIBLIOTECA NACIONAL

"Barbeiro, cabeleireiro, sangrador, dentista e deitam bichas" – a placa na loja de barbeiros indica as principais atividades exercidas por esses profissionais no período retratado por Debret. Havia, então, uma diferenciação entre médicos e barbeiros-cirurgiões: os primeiros freqüentavam escolas de Medicina, diagnosticavam as doenças e receitavam medicamentos; os outros praticavam a Medicina baseada na experiência e faziam curativos, sangrias com sanguessugas (ato de "deitar as bichas"), aplicavam ventosas e clisteres, além de ocuparem-se com a estética dos cabelos e das barbas.

Enquanto isso, a profissão médica ia se institucionalizando. Em 1782 foi criada, pela Rainha D. Maria I, a junta do Protomedicato, sediada em Lisboa e composta de sete membros, físicos e cirurgiões, com autoridade sobre todos os territórios dependentes da coroa portuguesa. Essa junta referendava os diplomas médicos e combatia o curandeirismo. Com a chegada de D. João ao Brasil, em 1808, surgiram as primeiras escolas médicas, no Rio de Janeiro e em Salvador, o que inaugura uma nova era na Medicina brasileira.

Dão testemunho dessa era os dois textos que se seguem e que, embora curtos, são muito reveladores do pensamento médico de então. *Reflexões sobre alguns dos meios propostos por mais conducentes para melhorar o clima da cidade do Rio de Janeiro*[1] é particularmente importante: trata-se do primeiro texto médico publicado no Brasil. É seu autor Manoel Vieira da Silva, de quem nos diz Inocêncio Francisco da Silva, no Tomo VI, p. 123, de seu *Dicionário bibliográfico português*,[2] que era "Médico formado na Universidade de Coimbra e da Camara d'el Rei D. João VI, do seu Conselho e por elle condecorado com o título de Barão de Alvaiazere, Comendador, Physico Mór do Reino, etc., etc.".[3] Segundo Ana Maria de Almeida Camargo e Rubens Borba de Moraes,[4] Manoel Vieira da Silva foi encarregado pelo Príncipe Regente de averiguar as causas próximas ou remotas das moléstias que então grassavam no Rio de Janeiro. Ao fazê-lo, ele nos lembra um dos textos clássicos de Hipócrates, conhecido sob o título de *Ares, águas, lugares.* Considerado o "Pai da Medicina", Hipócrates de Cós (460 a.C.–377 a.C.) expressa, numa vasta obra (que em parte pode ter sido escrita por discípulos), uma visão racional da Medicina, bem diferente da concepção mágico-religiosa até então dominante no Ocidente e no Oriente Médio. A obra hipocrática caracteriza-se pela valorização da observação empírica, como o demonstram os casos clínicos nela registrados, reveladores de uma visão epidemiológica, e ecológica, do

1. Rio de Janeiro: Impressão Régia, 1808, 27p.
2. Lisboa: Imprensa Nacional, 1862.
3. Moacyr Scliar preferiu, em seu texto, manter a grafia e a pontuação das obras originais.
4. *Bibliografia da Impressão Régia do Rio de Janeiro (1808-1822).* São Paulo: Edusp/Livraria Kosmos Editora, 1993, 2 vol., volume 1, p. 12.

problema de saúde-enfermidade. Assim, a apoplexia seria mais comum entre as idades de 40 e 60 anos; a tísica ocorreria mais freqüentemente entre os 18 e os 35 anos. Essas observações não se limitavam ao paciente em si, mas a seu ambiente. *Ares, águas, lugares* discute os fatores ambientais ligados à doença; defende um conceito ecológico de saúde-enfermidade, ao mesmo tempo em que enfatiza a multicausalidade na gênese das doenças:

Quem quer que estude medicina deve investigar os seguintes aspectos. Primeiro, o efeito das estações do ano, e as diferenças entre elas. Segundo, os ventos, quentes ou frios, característicos do país ou de um lugar em particular. O efeito da água sobre a saúde não deve ser esquecido. Por último, deve-se considerar o modo de vida das pessoas: são glutões e beberrões, e conseqüentemente incapazes de suportar a fadiga, ou, apreciando o trabalho e o exercício, comem e bebem moderadamente?

Dentro desse enfoque, Vieira da Silva dá-se conta do risco representado à saúde pelas regiões pantanosas; é um seguidor da antiga teoria do miasma, segundo a qual o ar de regiões insalubres poderia causar doenças, entre elas a malária (a constatação estava certa, mas por motivos equivocados: à época não se conhecia a transmissão da enfermidade por meio do mosquito), e sugere que essas áreas sejam aterradas. Manifesta-se contra o sepultamento em igrejas; sugere o aumento e a melhora do Cemitério da Misericórdia. Propõe também a construção de um local para quarentena dos escravos (estes habitualmente vistos como portadores de doenças). Denuncia a falta de limpeza de matadouros e açougues, a carência de medicamentos e a venda abusiva desses artigos.

O segundo texto, publicado em 1820, é de autoria de Domingos Ribeiro dos Guimarães Peixoto, Barão de Igarassú. De acordo com o *Diccionario Bibliographico Brazileiro*, de autoria do Dr. Augusto Victorino Alves Sacramento Blake,[5] o Dr. Guimarães Peixoto nasceu em Pernambuco, em 1790, e faleceu no Rio de Janeiro, em 1846. Seus títulos não eram poucos. Formado em cirurgia pela antiga Escola Médico-

5. Rio de Janeiro: Imprensa Nacional, 1893, 8 volumes; a referência em questão encontra-se no segundo volume, p. 228.

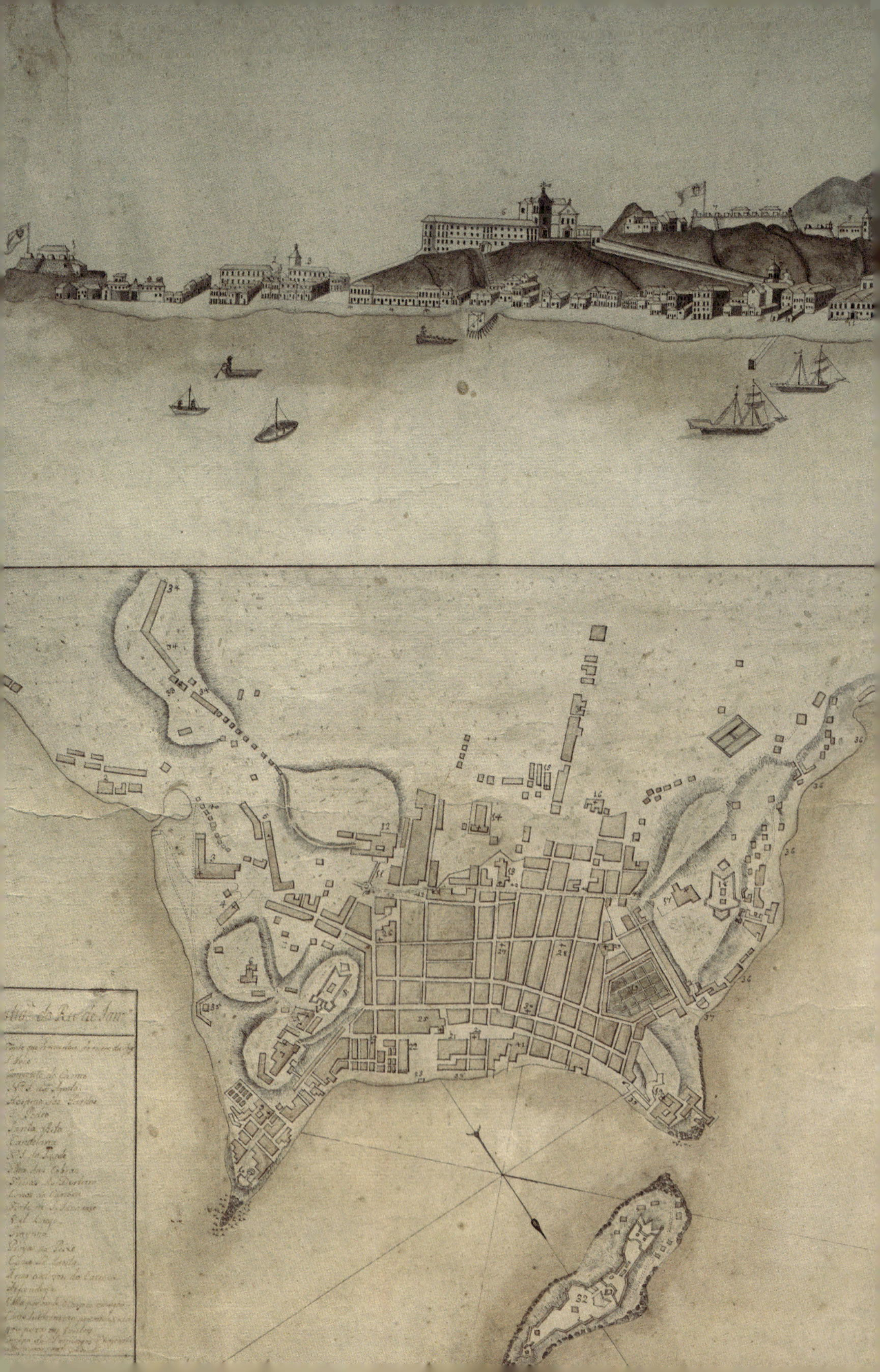

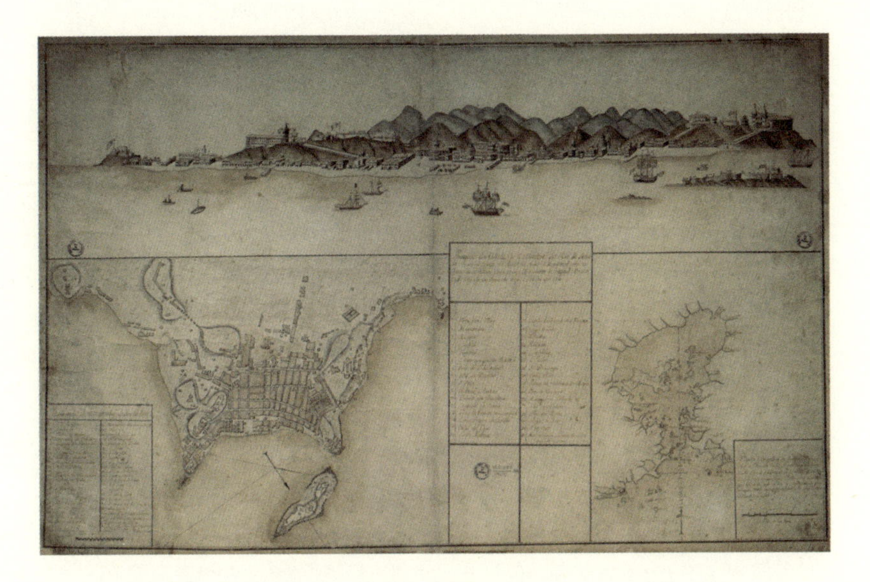

Prospecto da Cidade de S. Sebastião do Rio de Janeiro,
situada no Estado do Brasil na America Meridional pellos 23 graos de Latitude e 342 graos e 22 minutos de Longitude Meridional. Copiado exatamente do que se elevou em 1755.
LUÍS DOS SANTOS VILHENA
{1775}
FUNDAÇÃO BIBLIOTECA NACIONAL

A planta de Vilhena, embora feita décadas antes da chegada da Família Real ao Brasil, é um importante documento para entendermos a geografia e a urbanização do Rio de Janeiro no início do século XIX. Ela contém uma vista panorâmica do Rio de Janeiro tirada do mar, indo desde a ponta do Calabouço até o Mosteiro de São Bento, bem como índice remissivo com os principais edifícios do panorama e da planta à esquerda. O Morro do Castelo e seus principais edifícios aparecem à esquerda do panorama e da planta.

Cirúrgica do Rio de Janeiro, era doutor em Medicina pela Universidade de Paris, à qual apresentou, em 1830, a tese *Dissertation inaugurale sur les medicaments brésiliens, que l'on peut sustituer aux medicaments exotiques dans la pratique de la medicine au Brésil et sur les sympathies considerées sous les rapports physiologique et medicale.* Essa tese, aliás, antecipa um trabalho que agora ganha impulso no Brasil: o estudo das propriedades medicamentosas das plantas brasileiras, sobretudo as da Amazônia. Foi também membro do conselho do Imperador, fidalgo cavaleiro da Casa Imperial, médico da Imperial Câmara ("em cujo caráter assistiu ao nascimento do Segundo Imperador D. Pedro de Alcântara, e de suas augustas irmãs"), oficial da Ordem da Rosa e comendador da Ordem de Cristo, membro da Real Academia de Medicina de Paris e de outras associações científicas. Regeu a cadeira de Fisiologia na faculdade em que estudara. Continua o *Diccionario*:

Depois, já lente cathedratico, foi ainda à Europa em observância à nova lei, estudar os melhoramentos do ensino médico, sendo o primeiro que prestou-se a essa viagem científica, a que seus colegas se esquivavam em vista da exiguidade do subsidio marcado, que era apenas de 900$000 anuais.

Como se vê, não é de hoje que os professores universitários se queixam da insuficiência de estímulo financeiro.

O título da obra segue a tendência da época. É tão comprido quanto bajulador: *Aos Serenissimos Principes Reaes do Reino Unido de Portugal, e do Brazil, e Algarves, os senhores D. Pedro de Alcantara e D. Carolina Jozefa Leopoldina, offerece, em signal de gratidão, amor, respeito e reconhecimento estes prolegomenos, dictados pela obediencia, que servirão ás observações, que for dando das molestias cirurgicas do paiz, em cada trimestre* etc. O que não deve surpreender: tudo, então, no Brasil e em outras regiões, girava em torno do poder; poder esse representado pela realeza. Mas, elogios e reverências (que se repetirão várias vezes) à parte, o texto é extremamente representativo da mentalidade médica então vigente.

O autor começa por "indagar as prodigiosas causas que em hum Paiz podem influir directa ou indirectamente na saude dos individuos". Afirma que a vida depende "intimamente dos agentes exteriores, com os quais tem relações directas (...) o aparelho da respiração por ex. necessita para o seu exercicio do ar athmosferico, o da digestão, das substancias alimentares, e assim todos os mais". Uma concepção hipocrática, portanto, mas, em um ponto, Guimarães Peixoto discorda do Pai da Medicina: ele não aceita as "diatheses humoraes". Hipócrates postulava a existência de quatro humores, o sangue, a linfa, a bile amarela e a bile negra, cujo equilíbrio (ou desequilíbrio) condicionaria o temperamento da pessoa. Guimarães Peixoto acreditava antes em predisposição, constitucional ou herdada, para doenças como a tísica, o raquitismo, a gota. A influência do ambiente reforça a importância da higiene, mais importante que a terapêutica na concepção do autor. Ou seja, mais vale prevenir do que remediar. Nesse sentido, vemos que tanto ele como Vieira da Silva têm a mentalidade da saúde pública que, no fim do século, adquiriria sua expressão maior com a escola de Oswaldo Cruz.

Feitas as condições gerais, o médico analisa o caso particular do Rio de Janeiro, cuja topografia considera desastrosa: "Huma immensidade prodigiosa de serras empinadas e horrorosas o cercão por todos os lados." Como Vieira da Silva, considera particularmente nocivo o Morro do Castelo, que barra o caminho dos ventos e represa a água da chuva (mais um argumento a favor da destruição do morro, que depois viria a acontecer). Os cursos d'água são poluídos; os prédios, mal construídos, as ruas, estreitas; as "immundicias" estão por toda parte. Parece que Guimarães Peixoto preparava o terreno para o "bota-abaixo", a reforma urbana que Pereira Passos, com base no que fizera o Barão Haussmann em Paris, levaria a cabo algumas décadas depois.

Como resultado dessas circunstâncias desfavoráveis, os habitantes do Rio de Janeiro apresentam várias doenças: "O aparelho gastrico apresenta pouca energia, o appetite he pouco desenvolvido (...); há precisao de associar-lhe a pimenta, ou outros condimentos." E há mais: "A respiração he mais laboriosa e fatigante", "o processo de sanguificação, ou transmutação do chylo [o alimento digerido] a sangue faz-se lentamente". As pessoas são fracas, têm pouca energia, mostram-se doentias. É verdade, diz o autor, que "depois da Feliz Chegada de nosso Augusto Soberano e de sua Real Familia, o Rio de Janeiro tem adquirido um melhoramento indizivel", mas é preciso eliminar as "causas morbificas", e Guimarães Peixoto cita várias, algumas curiosas.

Por exemplo, "as numerosas officinas de ferraria no interior da Cidade, as quaes desenvolvem, pela combustão, grande quantidade de gaz acido carbonico, augmentão consideravelmente a temperatura athmosferica". Uma precoce identificação do efeito estufa? O autor também denuncia "o abuso de liquores espirituosos, de bebidas fermentadas e dos prazeres de Venus", o café, o mate, o chá, e, surpresa, "os banhos(...) tomados todos os dias". Ou seja, uma mistura de equívocos com medidas acertadas. Nesse sentido, é de destacar a veemência com que defende o aleitamento materno, condenando as amas-de-leite, que não dão às crianças o amparo emocional esperado das mães.

É muito significativo que as duas obras tenham em vista primariamente a saúde pública, e não a Medicina individual. Apesar de todas as limitações no conhecimento científico da época, ambos os autores tiveram consciência daquilo que o notável médico Miguel Pereira sintetizaria, em 1916, numa frase: "O Brasil é um imenso hospital." Dramática situação que exige daqueles que se dispõem a enfrentá-la uma visão ampla do fenômeno saúde-enfermidade.

Moacyr Scliar é médico, especialista em Saúde Pública e doutor em Ciências pela Escola Nacional de Saúde Pública. Escritor, é autor de oitenta obras, várias das quais dedicadas ao tema da Saúde e da Medicina. Colabora em vários periódicos do país e do exterior. É membro da Academia Brasileira de Letras (ABL).

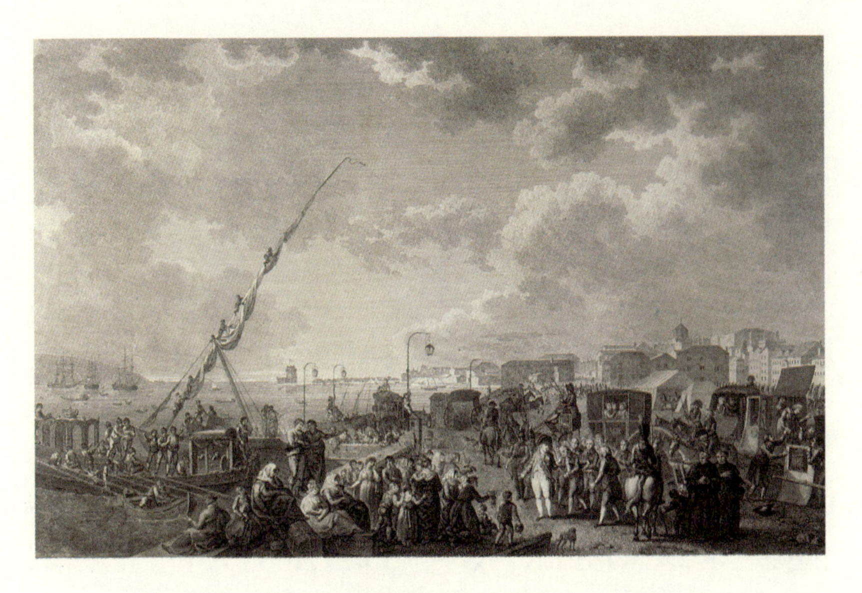

Departure of his R. H. the Prince Regent of Portugal
for the Brazils. The 27th November 1807.
FRANCESCO BARTOLOZZI
{1807}

Na gravura de Bartolozzi, Dom João e toda a Família Real embarcam no cais de Belém rumo ao Brasil, em 27 de novembro de 1807.

RELAÇÃO

DOS

DESPACHOS PUBLICADOS NA CORTE

PELO EXPEDIENTE

DA SECRETARIA DE ESTADO DOS NEGOCIOS ESTRANGEIROS, E DA GUERRA

NO

FAUSTISSIMO DIA DOS ANNOS DE S. A. R.

O

PRINCIPE REGENTE N. S

E de todos os mais, que se tem expedido pela mesma S cretaria desde a feliz chegada de S. A. R. aos Estados do Brazil até o dito dia.

Relação dos Despachos
publicados na Corte pelo Expediente da Secretaria de Estado dos Negócios Estrangeiros, e da Guerra no Faustíssimo dia dos annos de S. A. R. o Príncipe Regente N. S. e de todos os mais, que se tem expedido pela mesma Secretaria desde a feliz chegada de S. A. R. aos Estados do Brazil até o dito dia.
{1808}

RIO DE JANEIRO: IMPRESSÃO RÉGIA.
FUNDAÇÃO BIBLIOTECA NACIONAL

A Relação dos Despachos Publicados na Corte *foi a primeira obra impressa pela Impressão Régia.*

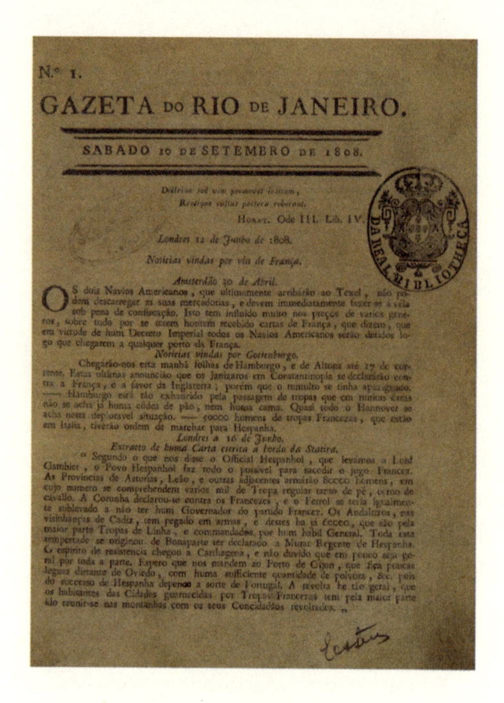

N.º 1.

GAZETA DO RIO DE JANEIRO.

SABADO 10 DE SETEMBRO DE 1808.

Doctrina sed vim promovet insitam,
Rectique cultus pectora roborant.

HORAT. Ode III. Lib. IV.

Londres 12 de Junho de 1808.

Noticias vindas por via de França.

Amsterdão 30 de Abril.

OS dois Navios Americanos, que ultimamente arribárão ao Texel, não podem descarregar as suas mercadorias, e devem immediatamente fazer-se á vela sob pena de confiscação. Isto tem influido muito nos preços de varios generos, sobre tudo por se terem hontem recebido cartas de França, que dizem, que em virtude de hum Decreto Imperial todos os Navios Americanos serão detidos logo que chegarem a qualquer porto da França.

Noticias vindas por Gottenburgo.

Chegárão-nos esta manhã folhas de Hamburgo, e de Altona até 17 do corrente. Estas ultimas annuncião que os Janizaros em Constantinopla se declarárão contra a França, e a favor da Inglaterra; porém que o tumulto se tinha apaziguado. —— Hamburgo está tão exhaurido pela passagem de tropas que em muitas casas não se acha já huma côdea de pão, nem huma cama. Quasi todo o Hannover se acha nesta deploravel situação. —— 50000 homens de tropas Francezas, que estão em Italia, tiverão ordem de marchar para Hespanha.

Londres a 16 de Junho.

Extracto de huma Carta escrita a bordo da Statira.

“ Segundo o que nos disse o Official Hespanhol, que levámos a Lord Gambier, o Povo Hespanhol faz todo o possivel para sacudir o jugo Francez. As Provincias de Asturias, Leão, e outras adjacentes armárão 80000 homens, em cujo numero se comprehendem varios mil de Tropa regular tanto de pé, como de cavallo. A Corunha declarou-se contra os Francezes, e o Ferrol se teria igualmente sublevado a não ter hum Governador do partido Francez. Os Andaluzos, nas visinhanças de Cadiz, tem pegado em armas, e destes ha já 60000, que são pela maior parte Tropas de Linha, e commandados por hum habil General. Toda esta tempestade se originou de Bonaparte ter declarado a Murat Regente de Hespanha. O espirito de resistencia chegou a Carthagena, e não duvido que em pouco seja geral por toda a parte. Espero que nos mandem ao Porto de Gijon, que fica poucas leguas distante de Oviedo, com huma sufficiente quantidade de polvora, &c. pois do successo de Hespanha depende a sorte de Portugal. A revolta he tão geral, que os habitantes das Cidades guarnecidas por Tropas Francezas tem pela maior parte ido reunir-se nas montanhas com os seus Concidadãos revoltados. ”

Gazeta do Rio de Janeiro
{1808}

N. 1, 10 DE SETEMBRO DE 1808.
FOLHA DE ROSTO.
FUNDAÇÃO BIBLIOTECA NACIONAL

Criada por decreto do Príncipe Regente em 13 de maio de 1808, a Impressão Régia publicou o primeiro jornal feito no Brasil, a Gazeta do Rio de Janeiro. *O primeiro número saiu no dia 10 de setembro de 1808, com quatro páginas. A princípio com distribuição semanal, a freqüência do jornal foi posteriormente aumentada para três vezes por semana. Tratava de assuntos relativos ao governo e à Corte, sendo seu jornal oficial.*

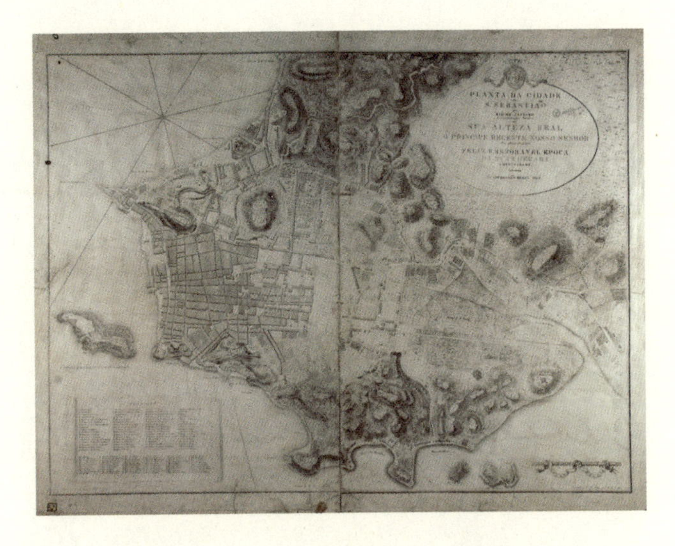

Planta da Cidade de São Sebastião do Rio de Janeiro.
Levantada por Ordem de Sua Alteza Real o Principe Regente Nosso Senhor. No Anno de 1808. Feliz e Memoravel Epoca da sua Chegada á dita Cidade.
J. A. dos Reis
{1812}

RIO DE JANEIRO: IMPRESSÃO RÉGIA.
FUNDAÇÃO BIBLIOTECA NACIONAL

O mapa de J. A. dos Reis é a mais fiel planta que existe do início do século XIX, tendo sido utilizada por vários viajantes estrangeiros, que a copiaram em seus livros. Foi também uma das primeiras gravuras executadas no Brasil. No canto superior à esquerda, próximo à Praia de Santa Luzia, vemos o Morro do Castelo e o desenho do Forte de São Sebastião, construído em 1567.

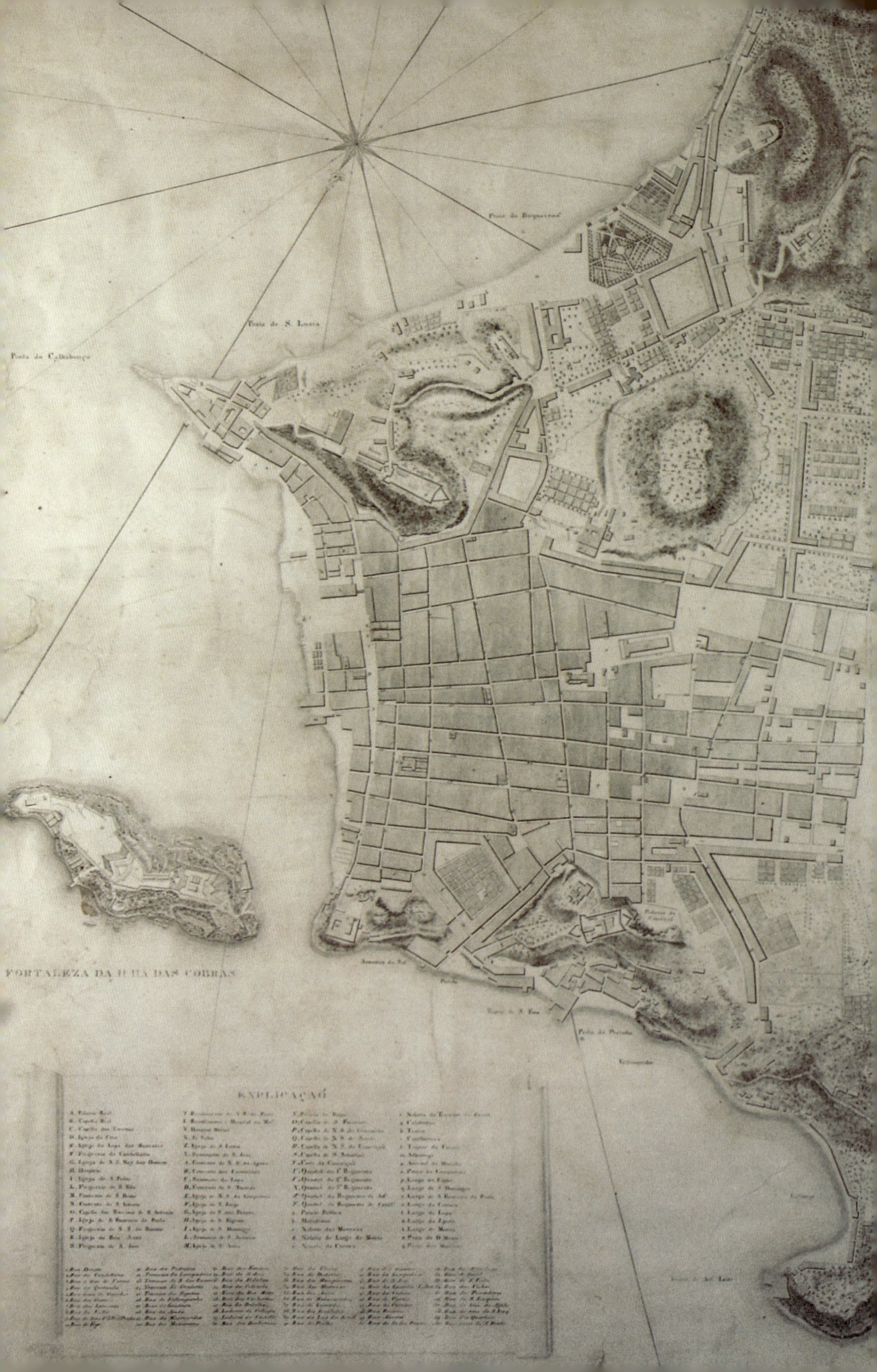
Praia de S. Luzia
FORTALEZA DA ILHA DAS COBRAS
EXPLICAÇAÕ

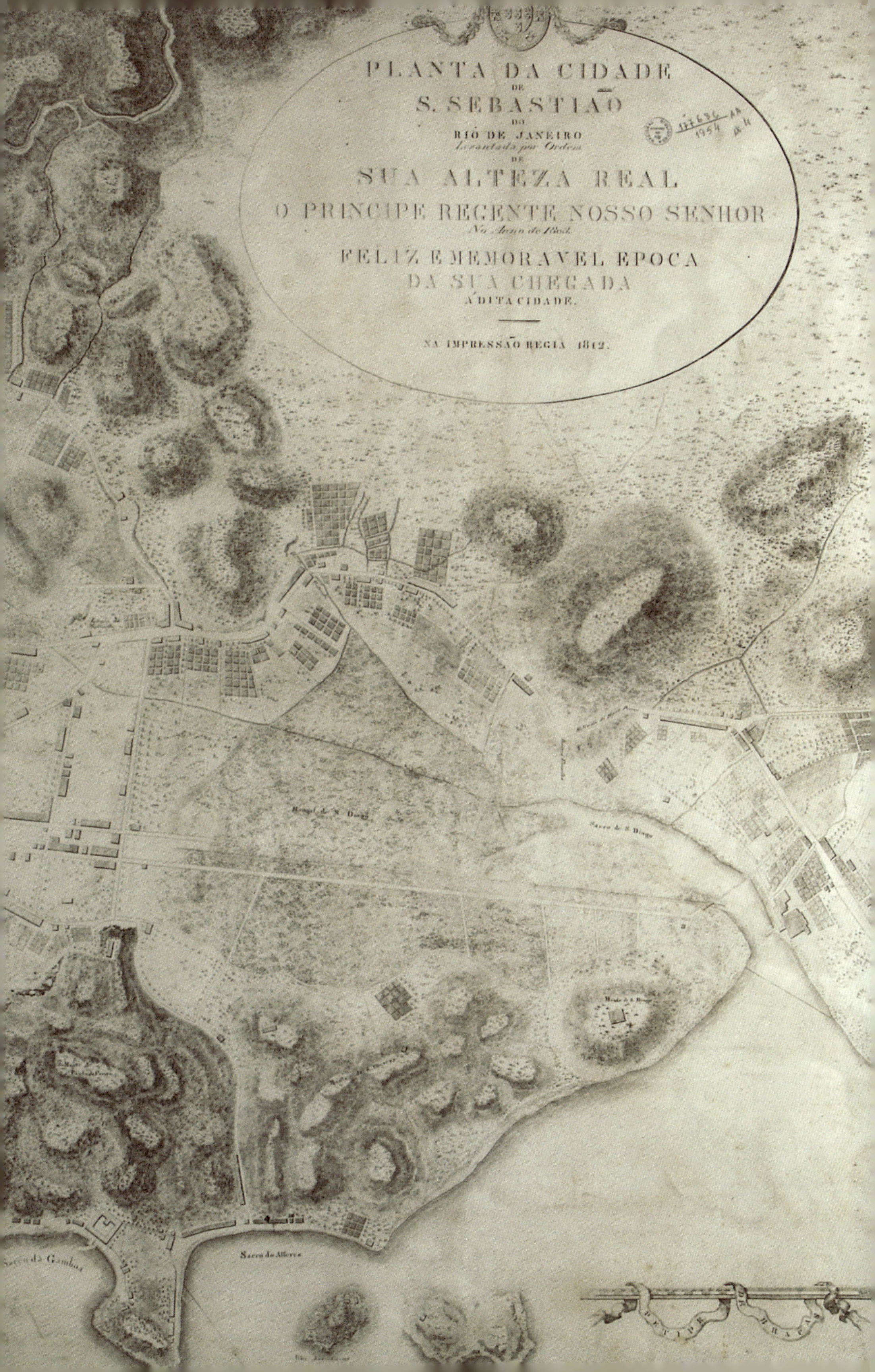
PLANTA DA CIDADE
DE
S. SEBASTIÃO
DO
RIO DE JANEIRO
Levantada por Ordem
DE
SUA ALTEZA REAL
O PRINCIPE REGENTE NOSSO SENHOR
No Anno de 1808.
FELIZ E MEMORAVEL EPOCA
DA SUA CHEGADA
A DITA CIDADE.
NA IMPRESSÃO REGIA 1812.
Sacco de S. Diogo
Sacco do Alferes
Sacco da Gamboa

Marilia de Dirceo

TOMÁS ANTONIO GONZAGA

{1810}

RIO DE JANEIRO: IMPRESSÃO RÉGIA.

FUNDAÇÃO BIBLIOTECA NACIONAL

A Impressão Régia também dedicou-se à literatura brasileira, como comprova esta primeira edição da Marilia de Dirceo, *de Tomás Antonio Gonzaga.*

MARILIA

DE

DIRCEO.

POR T. A. G.

PRIMEIRA PARTE.

Nova edição.

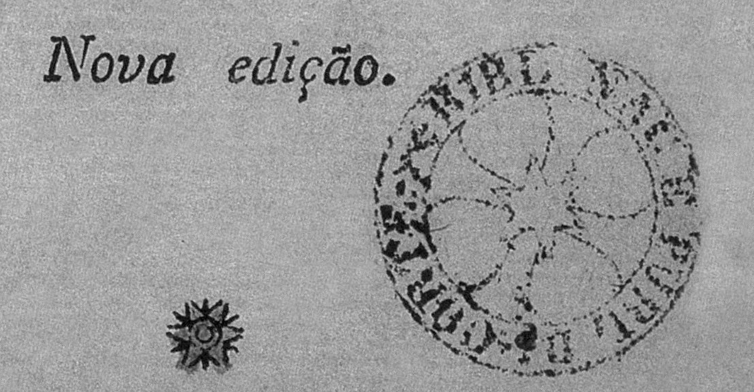

RIO DE JANEIRO.

NA IMPRESSÃO REGIA.

Com Licença de S. A. R.

1810.

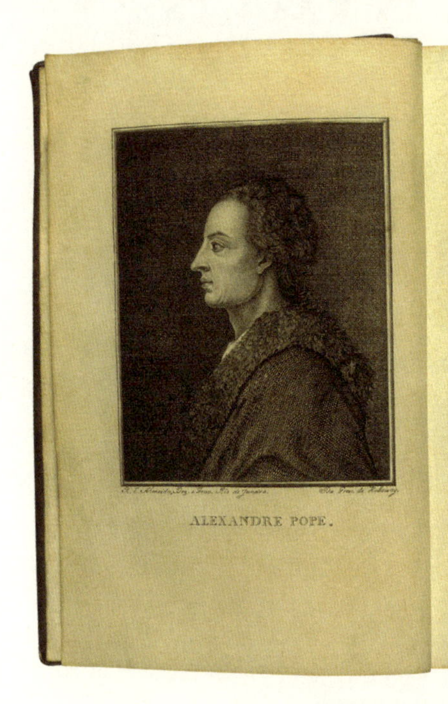

ENSAIO
SOBRE A CRITICA
DE
ALEXANDRE POPE
TRADUZIDO EM PORTUGUEZ
PELO
CONDE DE AGUIAR.
Com as Notas de José Warton, do Traductor, e de outros; e o Commentario do Dr. Warburton.

RIO DE JANEIRO.
NA IMPRESSÃO REGIA. 1810.
Com Licença de S. A. R.

Ensaio sobre a Critica,
de Alexandre Pope, traduzido em portuguez pelo Conde de Aguiar, com notas de José Warton, do traductor e de outros; e o commentario do Dr. Warburton.
ALEXANDER POPE
{1810}
RIO DE JANEIRO: IMPRESSÃO RÉGIA.
FUNDAÇÃO BIBLIOTECA NACIONAL

Este é mais um exemplar das grandes obras da literatura mundial publicadas pela Impressão Régia logo após sua criação. Segundo o bibliófilo Borba de Moraes, os livros da Impressão Régia tinham qualidade comparável às melhores obras feitas na França e na Inglaterra na mesma época.

ERICIA, OU A VESTAL.
TRAGEDIA
TRADUZIDA
POR
MANOEL MARIA DE BARBOSA DU BOCAGE.

Para se representar no Beneficio de Joaquina Lapinha, primeira Actriz do Real Theatro do Rio de Janeiro.

REIMPRESSO NO RIO DE JANEIRO
ANNO. M. DCCC. XI.

Vende-se na Loja de Paulo Martin filho a 800 reis.

Com Licença de S. A. R.

Ericia, ou A vestal,
tragédia traduzida por Manoel Maria de Barbosa du Bocage. Para representar no Benefício de Joaquina Lapinha, primeira atriz do Real Theatro do Rio de Janeiro.
JEAN GASPARD DUBOIS-FONTENELLE
{1811}
REIMPRESSO NO RIO DE JANEIRO: IMPRESSÃO RÉGIA.
FUNDAÇÃO BIBLIOTECA NACIONAL

Entre as muitas obras impressas pela Impressão Régia, destaca-se a peça teatral escrita por Dubois-Fontenelle e traduzida pelo poeta português Manoel Maria de Barbosa du Bocage, que neste exemplar apresenta um prólogo do tradutor.

PLANO
D'ORGANIZAÇÃO D'HUMA ESCOLA MEDICO-CIRURGICA,

QUE

POR ORDEM

DE

SUA ALTEZA REAL

O

PRINCIPE REGENTE

NOSSO SENHOR,

TRAÇOU E ESCREVEO

O

DR. VICENTE NAVARRO D'ANDRADE,

Cavalleiro da Ordem de Christo; Oppositor ás Cadeiras de Medicina da Universidade de Coimbra; Membro da Sociedade de Medicina de París, da Sociedade Medica d' Emulação, &c.

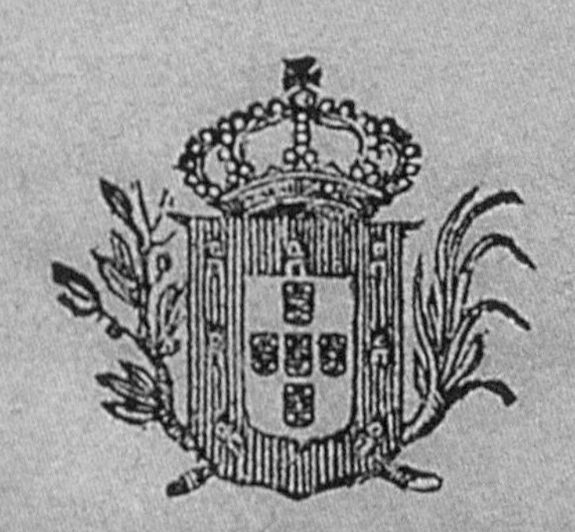

RIO DE JANEIRO.

NA IMPRESSÃO REGIA.

ANNO M. DCCC. XII.

Por Ordem de Sua Alteza Real.

Plano d'organização d'huma escola medico-cirurgica, *que por ordem de Sua Alteza Real o Príncipe Regente Nosso Senhor, traçou e escreveo Dr. Vicente Navarro d'Andrade...*

VICENTE NAVARRO DE ANDRADE,

BARÃO DE INHOMERIM

{1812}

RIO DE JANEIRO: IMPRESSÃO RÉGIA.

FUNDAÇÃO BIBLIOTECA NACIONAL

Uma das primeiras criações do Príncipe Regente no Brasil, a Escola Anatômica, Cirúrgica e Médica do Hospital Militar do Rio de Janeiro foi fundada em 1808. Em 1812, o Barão de Inhomerim, Dr. Vicente Navarro de Andrade (1776-1850), foi designado a elaborar um plano de regimento próprio para a Escola, mas não obteve sua aprovação. Em seu lugar ficou o Plano dos Estudos de Cirurgia, *de autoria de Manoel Luiz Álvares de Carvalho, feito em 1813. O Barão de Inhomerim, médico e professor em Coimbra, foi também conselheiro privado de Dom Pedro I.*

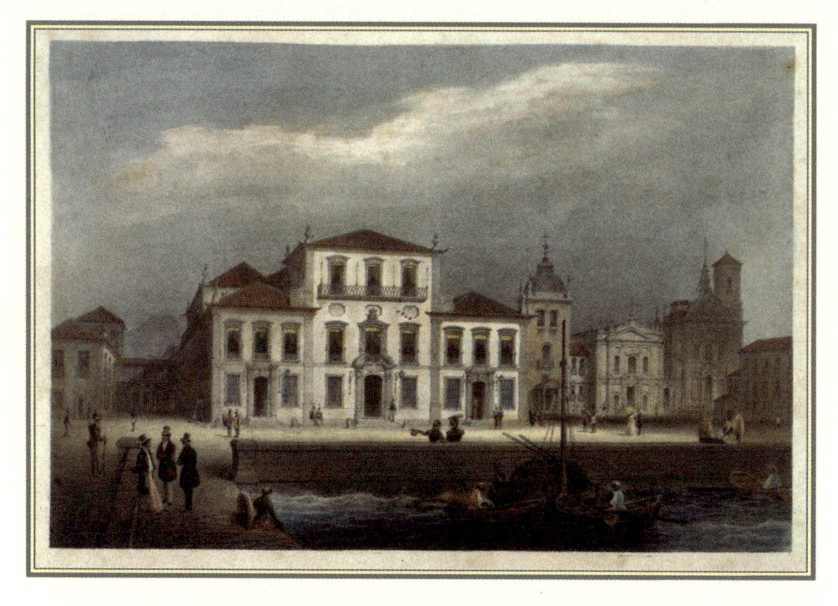

O Paço da cidade
tomado da rampa – (1818) – Palais depuis le debarcadère.
KARL WILHELM VON THEREMIN
{1818}
FUNDAÇÃO BIBLIOTECA NACIONAL

O Largo do Paço representado por Karl Wilhelm von Theremin.

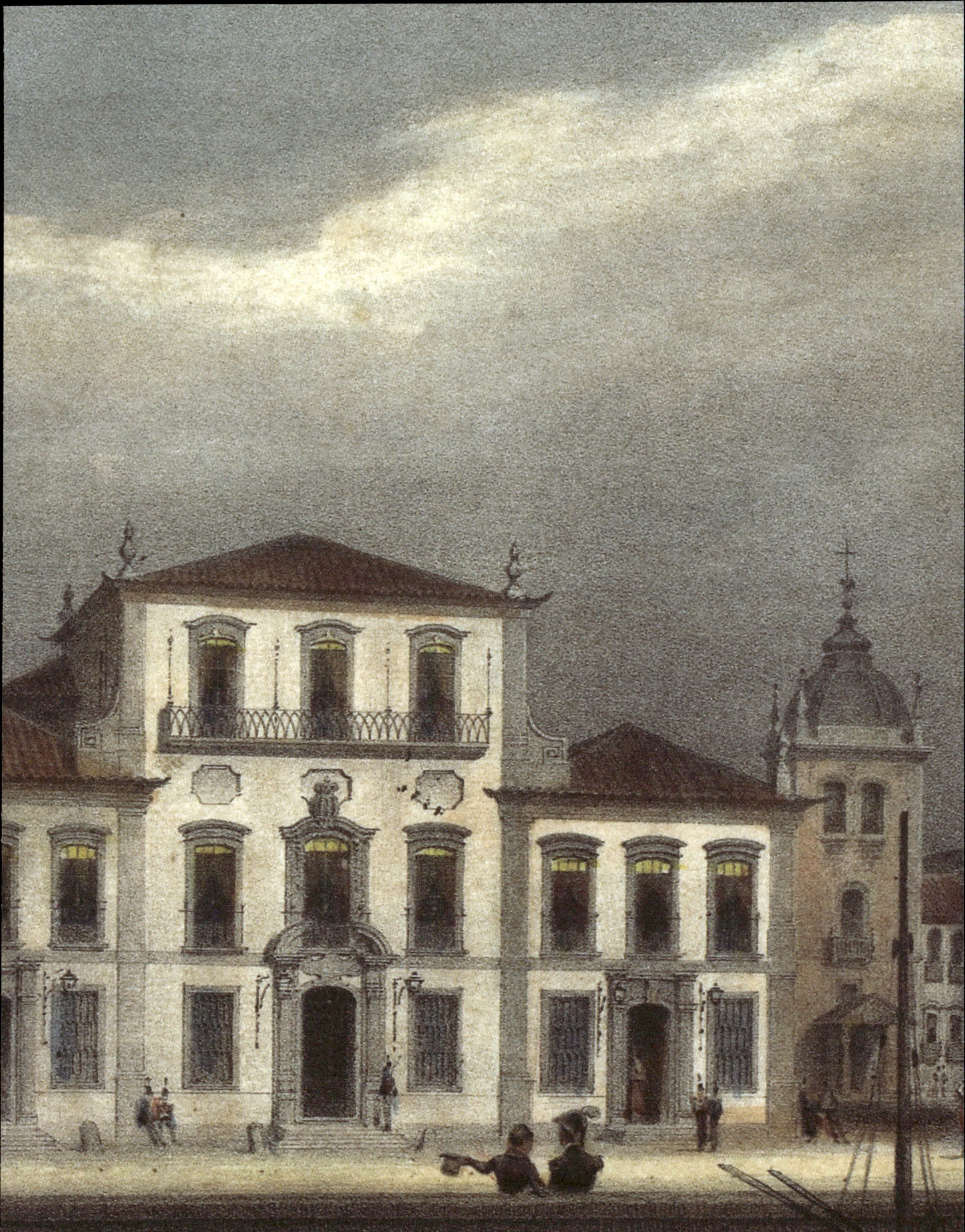

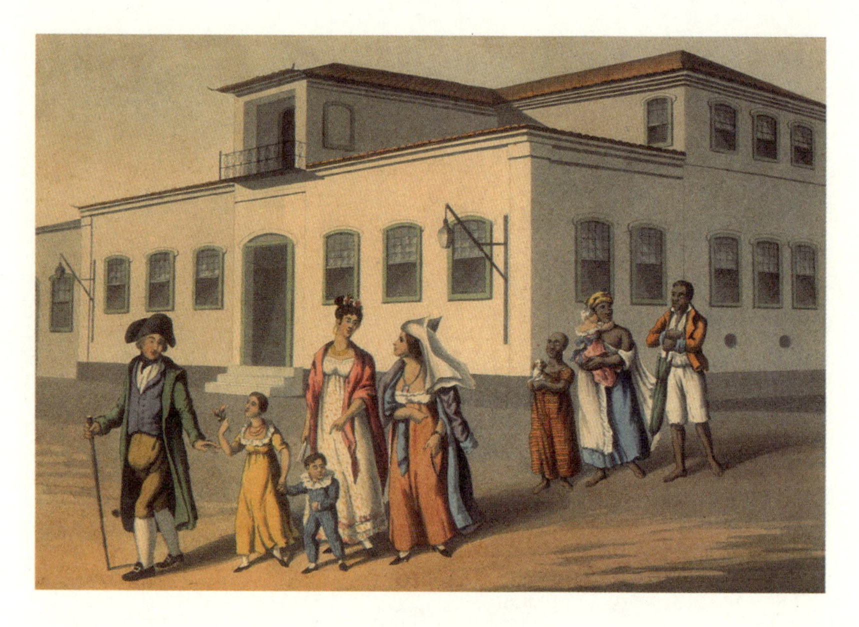

A Brazilian family
HENRY CHAMBERLAIN
{1822}
FUNDAÇÃO BIBLIOTECA NACIONAL

Na água-tinta de Chamberlain, uma família brasileira passeia pela Rua de Mata-Cavalos (atual Rua do Riachuelo). A cena mostra uma prática bastante comum no início do século XIX, que era a de deixar as crianças, em sua primeira infância, sob os cuidados das escravas negras.

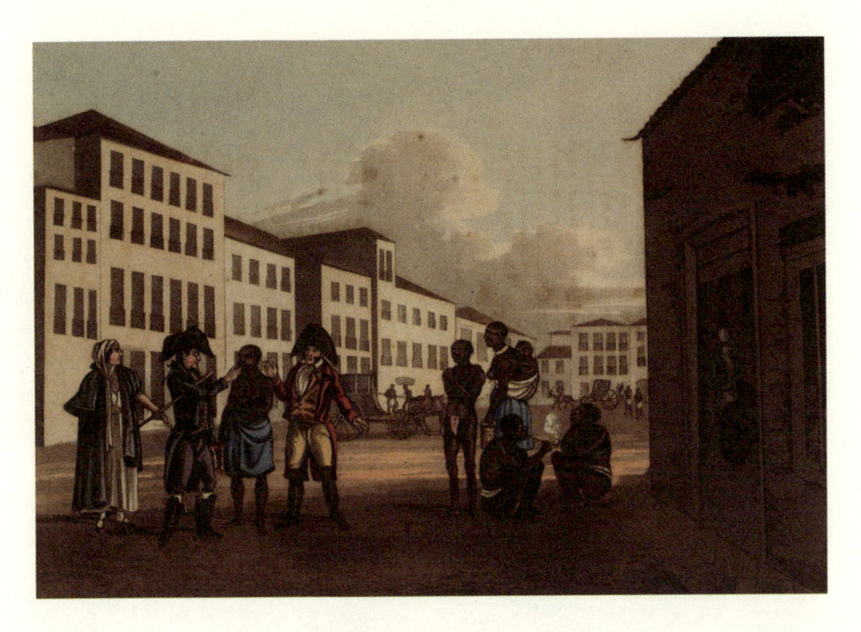

The slave market
HENRY CHAMBERLAIN
{1822}
FUNDAÇÃO BIBLIOTECA NACIONAL

Por volta de 1769, por ordem do Vice-Rei Marquês do Lavradio, o mercado de escravos foi transferido da Rua Direita (atual Primeiro de Março) para a Rua do Valongo (atual Camerino). Esse era, então, o maior mercado de escravos do país. Na água-tinta de Chamberlain, observamos o exato momento em que um possível comprador vai examinar os dentes de uma escrava.

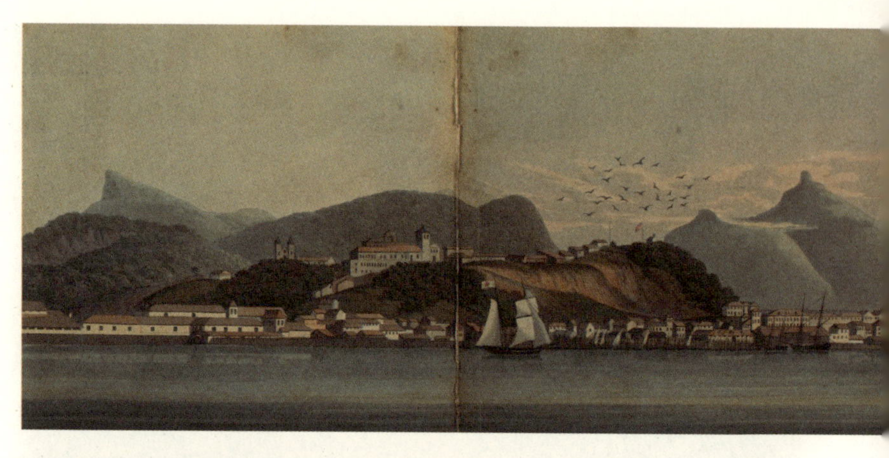

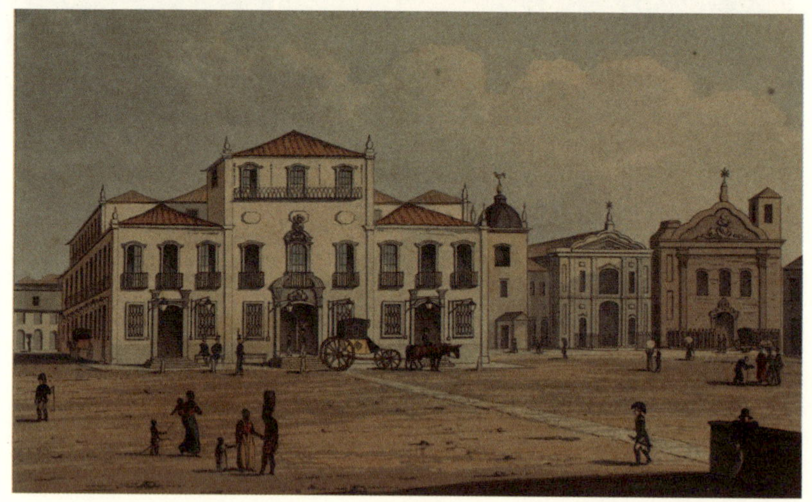

The Palace
HENRY CHAMBERLAIN
{1822}
FUNDAÇÃO BIBLIOTECA NACIONAL

No desenho de Chamberlain, o Paço da cidade, a Capela Real e a Ordem Terceira do Carmo.

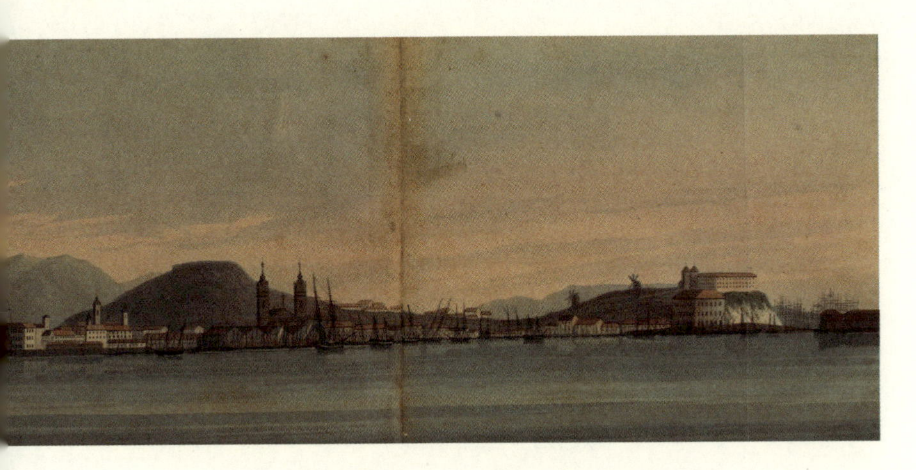

View of the city of Rio de Janeiro
taken from the anchorage
Henry Chamberlain
{1822}
FUNDAÇÃO BIBLIOTECA NACIONAL

O belíssimo panorama de Chamberlain, tirado do ancoradouro em frente à atual Praça XV de Novembro, mostra a marinha da cidade desde o Corcovado até o Mosteiro de São Bento. Podemos observar a importância estratégica do Morro do Castelo (à esquerda), aspecto fundamental em sua escolha para sede da cidade do Rio de Janeiro, em 1567. Apesar de conter edifícios históricos e de sua importância no passado da cidade, o Morro do Castelo era considerado prejudicial à saúde pública da cidade, pois sua existência barraria a entrada dos ventos da baía, tornando-a excessivamente quente e insalubre. Além disso, o morro era apontado como o responsável pela formação de lama na época de chuvas, o que de fato aconteceu no ano de 1811, quando houve desabamentos que provocaram mortes.

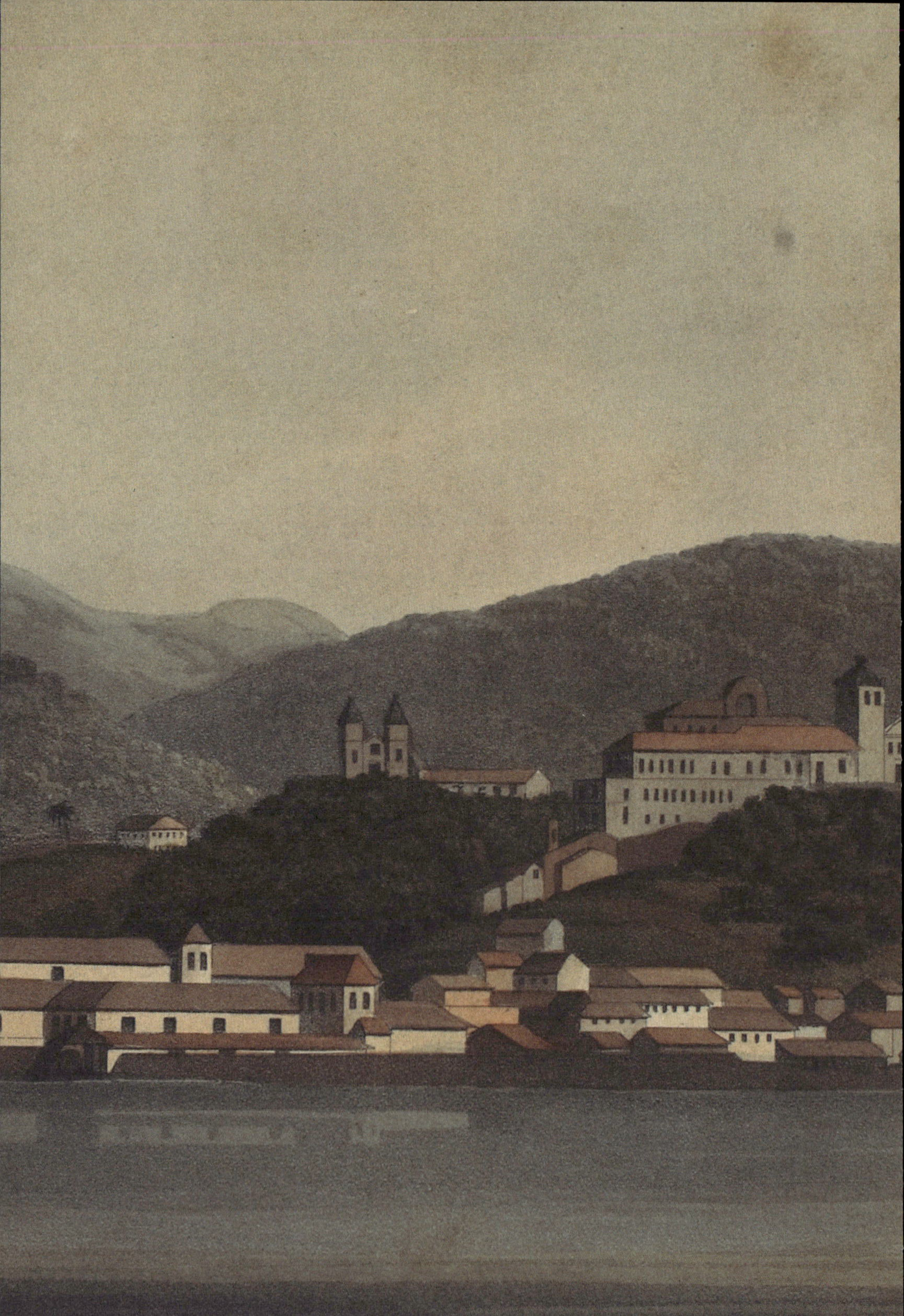

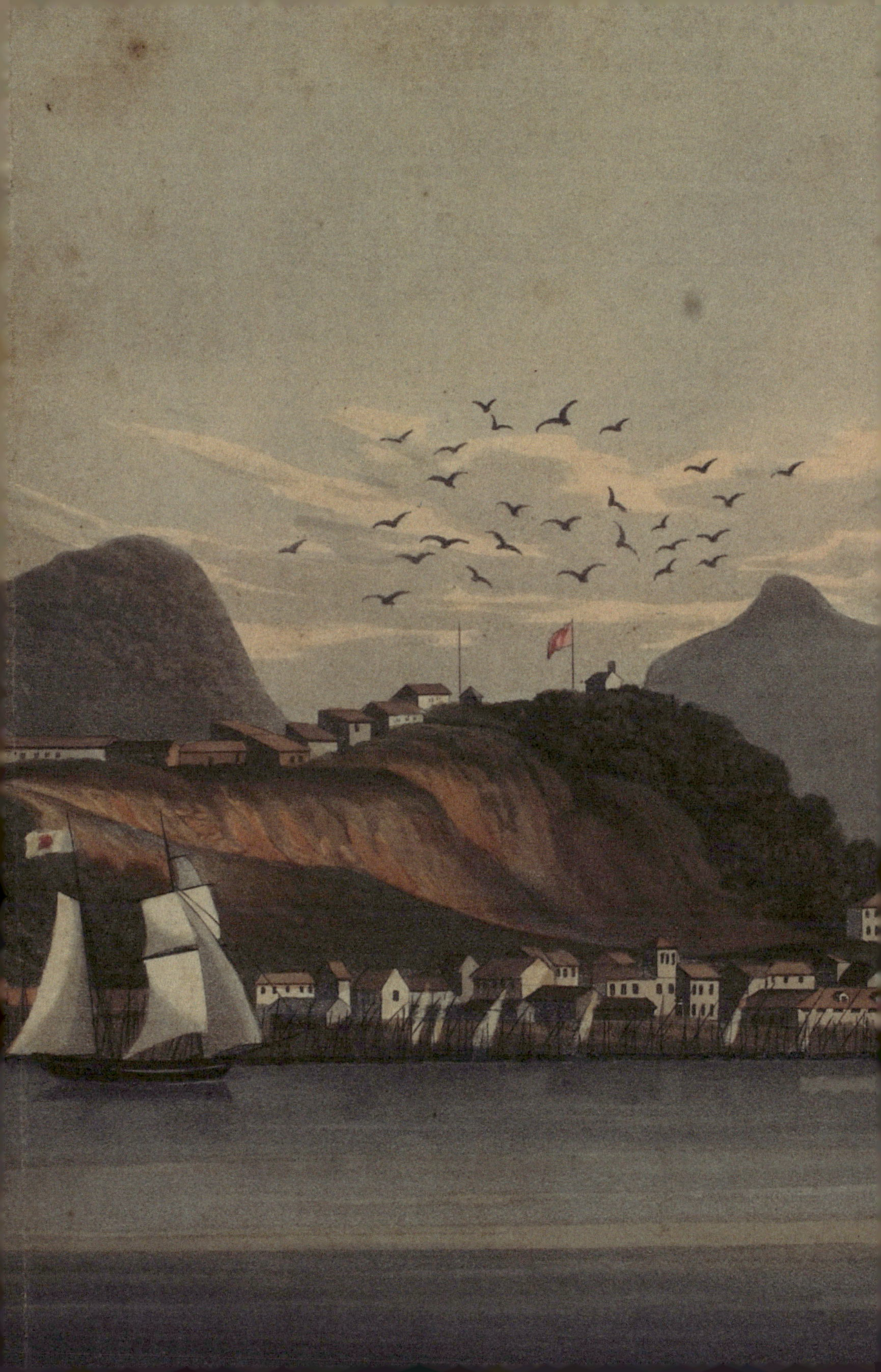

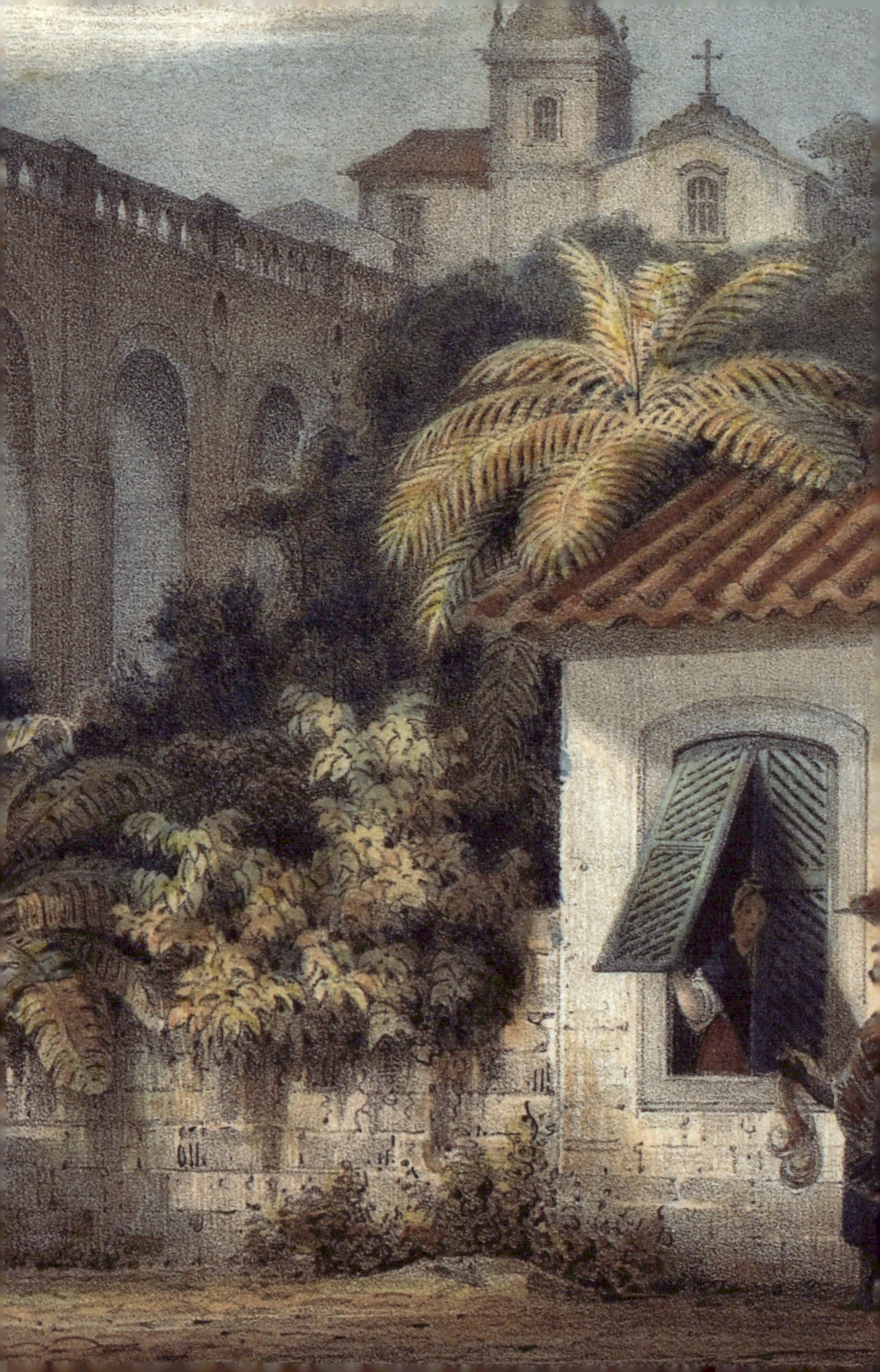

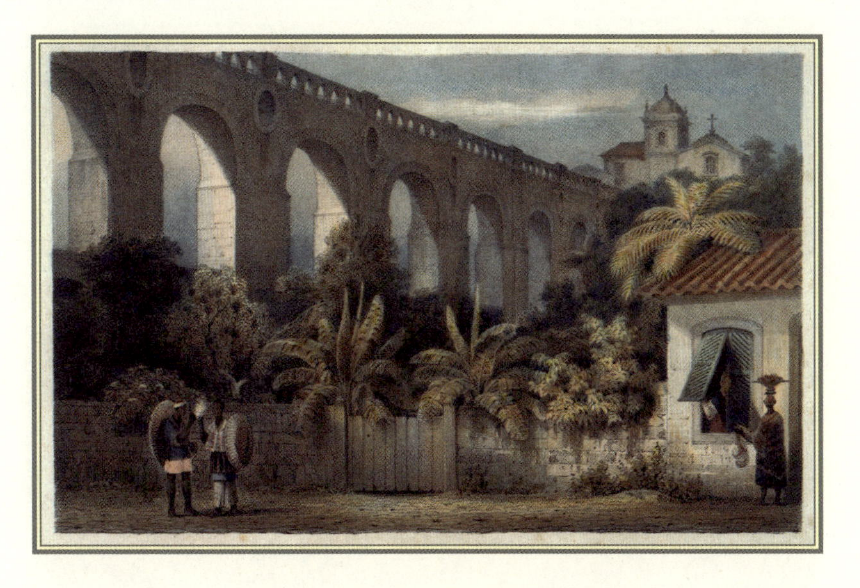

O aqueducto da rua de Matta Cavallos
L'aqueduct depuis la rue de Matta Cavallos.
Karl Wilhelm von Theremin
{1832}
FUNDAÇÃO BIBLIOTECA NACIONAL

Os Arcos da Lapa e a Igreja do Convento de Santa Teresa vistos da atual Rua do Riachuelo, então chamada de Mata-Cavalos.

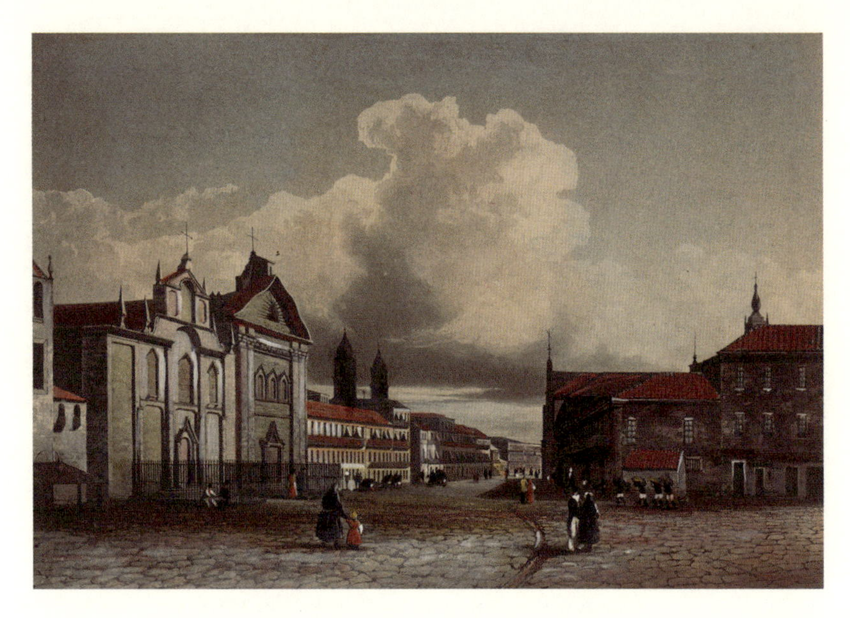

La Grande Rue – à Rio de Janeiro
BARTHÉLEMY LAUVERGNE
{1832–1837}
FAC-SÍMILE COLORIDO.
FUNDAÇÃO BIBLIOTECA NACIONAL

A bela água-tinta de Sigismond Himely, baseada no desenho de Lauvergne, mostra a vista da Rua Direita, atual Primeiro de Março, feita do Largo do Paço (atual Praça XV de Novembro), em direção à Igreja da Candelária. À esquerda, observamos a Catedral e a Igreja da Venerável Ordem Terceira de Nossa Senhora do Carmo.

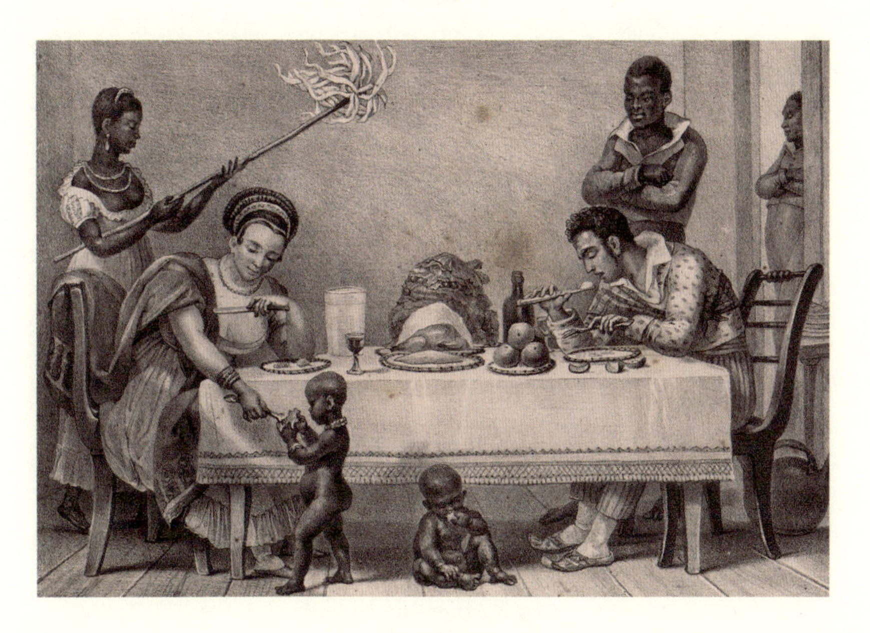

Le diner
JEAN-BAPTISTE DEBRET
{1834-1839}
IN: *VOYAGE PITTORESQUE ET HISTORIQUE AU BRÉSIL, OU, SÉJOUR D'UN ARTISTE FRANÇAIS AU BRÉSIL*. PARIS: FIRMIN DIDOT.
FUNDAÇÃO BIBLIOTECA NACIONAL

A litografia de Debret representa uma refeição no início do século XIX, quando se começaram a utilizar a sala de jantar e os talheres. À mesa, legumes, carnes, feijão e farinha de mandioca. Os hábitos alimentares dos brasileiros foram severamente criticados por Domingos Ribeiro dos Guimarães Peixoto.

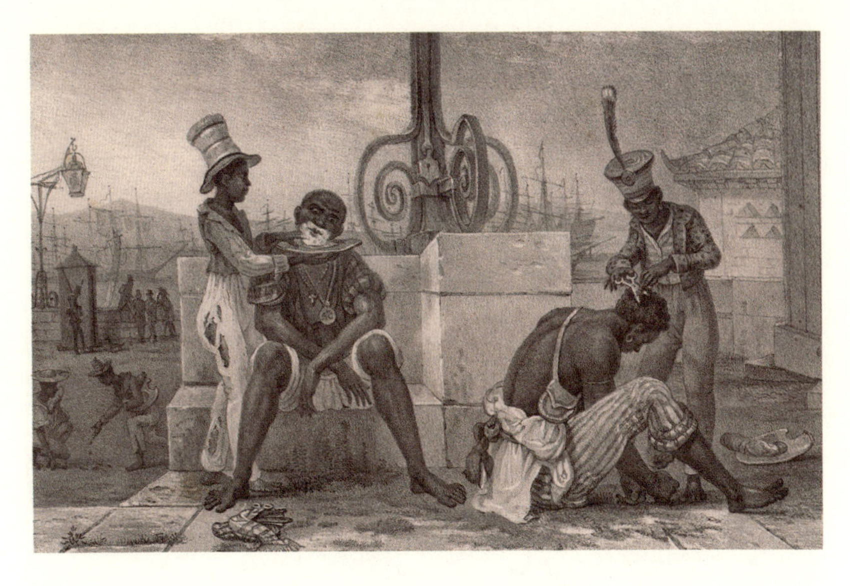

Les barbiers ambulants
JEAN-BAPTISTE DEBRET
{1834-1839}
IN: *VOYAGE PITTORESQUE ET HISTORIQUE AU BRÉSIL, OU, SÉJOUR D'UN ARTISTE FRANÇAIS AU BRÉSIL*. PARIS: FIRMIN DIDOT.
FUNDAÇÃO BIBLIOTECA NACIONAL

No período colonial e durante muito tempo depois, a atividade de barbeiro ou sangrador era exercida por negros forros ou escravos. Na imagem de Debret, vemos o trabalho de dois barbeiros ambulantes.

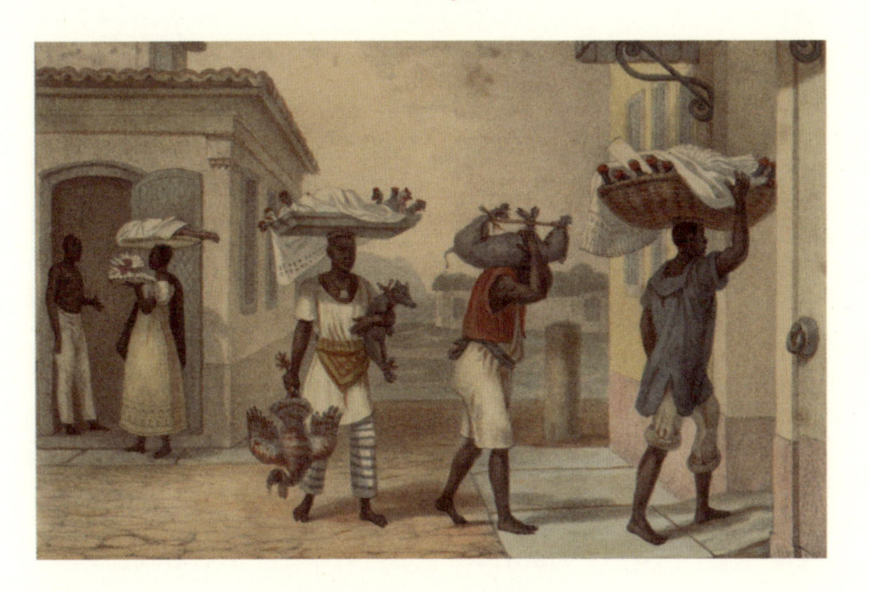

Les étrennes de Noel

JEAN-BAPTISTE DEBRET

{1834-1839}

IN: *VOYAGE PITTORESQUE ET HISTORIQUE AU BRÉSIL, OU, SÉJOUR D'UN ARTISTE FRANÇAIS AU BRÉSIL*. PARIS: FIRMIN DIDOT. FUNDAÇÃO BIBLIOTECA NACIONAL

Galinhas, porcos, perus: a culinária brasileira no início do século XIX em dias festivos era farta e abundante, configurando-se no "excesso de mesa" questionado por Domingos Ribeiro dos Guimarães Peixoto.

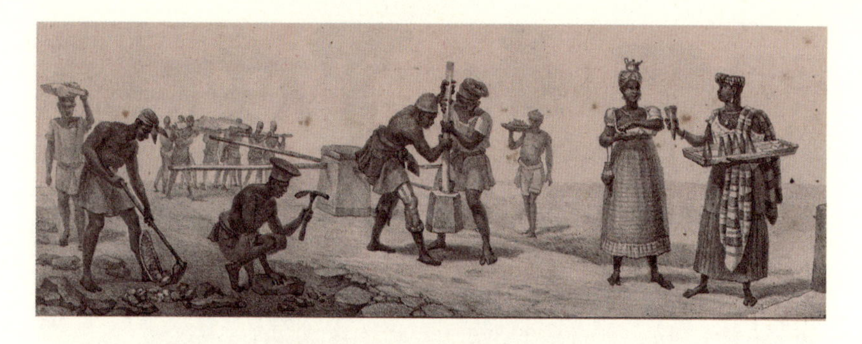

Paveurs, marchande d'atacaça

JEAN-BAPTISTE DEBRET

{1834-1839}

IN: *VOYAGE PITTORESQUE ET HISTORIQUE AU BRÉSIL, OU, SÉJOUR D'UN ARTISTE FRANÇAIS AU BRÉSIL.* PARIS: FIRMIN DIDOT. FUNDAÇÃO BIBLIOTECA NACIONAL

Nesta litografia, vemos os calceteiros e suas ferramentas, ao lado de negras comerciantes. No período joanino, muitos escravos que cometiam pequenos furtos ou crimes de violência eram condenados a realizar trabalhos forçados junto à Intendência Geral de Polícia da Corte. Órgão criado por Dom João, a Intendência teve papel importante nos melhoramentos urbanos da cidade do Rio de Janeiro.

À DIREITA:

Negro feiticeiro

JEAN-BAPTISTE DEBRET

{1834-1839}

IN: *VOYAGE PITTORESQUE ET HISTORIQUE AU BRÉSIL, OU, SÉJOUR D'UN ARTISTE FRANÇAIS AU BRÉSIL.* PARIS: FIRMIN DIDOT. FUNDAÇÃO BIBLIOTECA NACIONAL

O curandeirismo e os rituais de feitiçaria eram práticas muito comuns no período joanino, competindo com a Medicina formal.

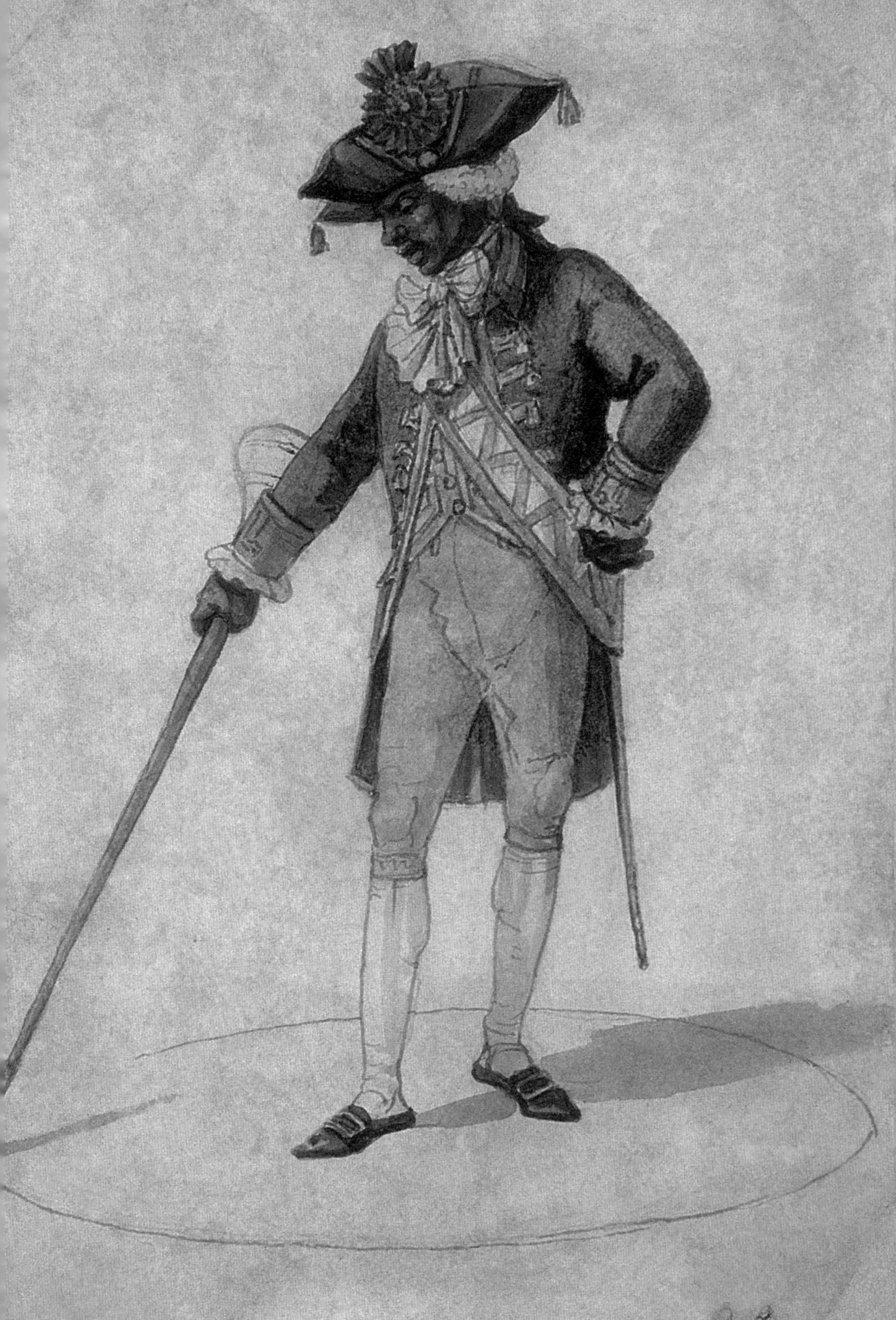
1828
Debret

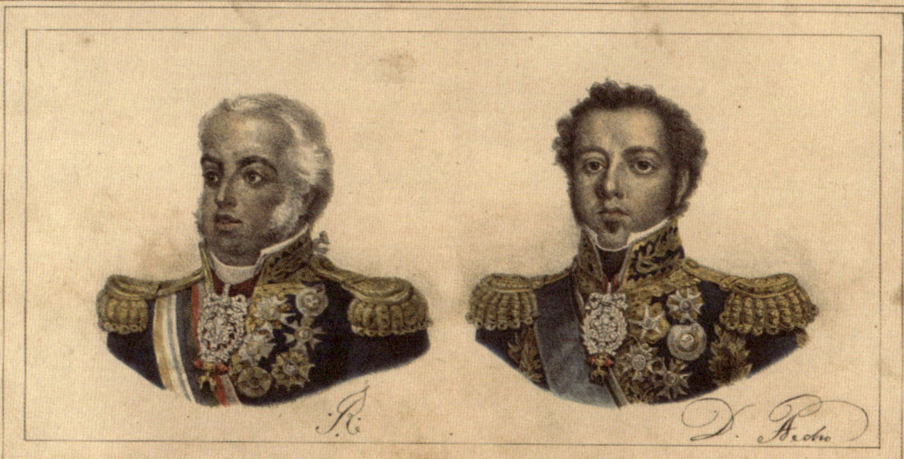

LE ROI DON JOÃO VI. L'EMPEREUR DON PEDRO I.

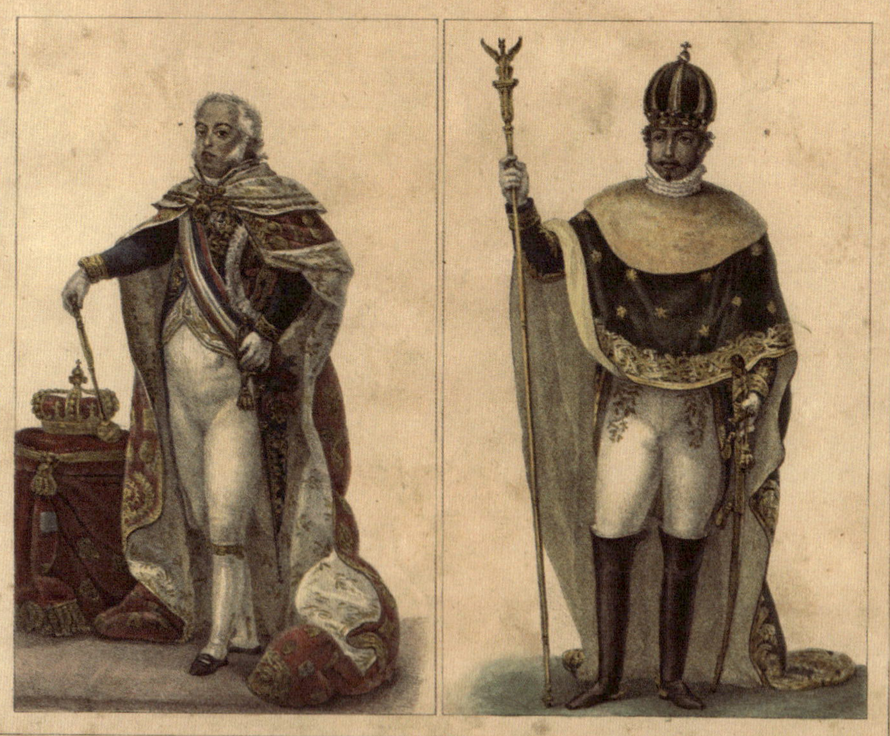

J. B. Debret del.t Lith. de Thierry Frères, Succ.rs de Engelmann et C.ie

GRAND COSTUME.

Le Roi Don João VI – L'Empereur Don Pedro I

Jean-Baptiste Debret

{1834-1839}

IN: *VOYAGE PITTORESQUE ET HISTORIQUE AU BRÉSIL, OU, SÉJOUR D'UN ARTISTE FRANÇAIS AU BRÉSIL.*

PARIS: FIRMIN DIDOT.

FUNDAÇÃO BIBLIOTECA NACIONAL

Dom João VI e Dom Pedro I, a quem foram dedicados os livros de Manoel Vieira da Silva e Domingos Ribeiro dos Guimarães Peixoto.

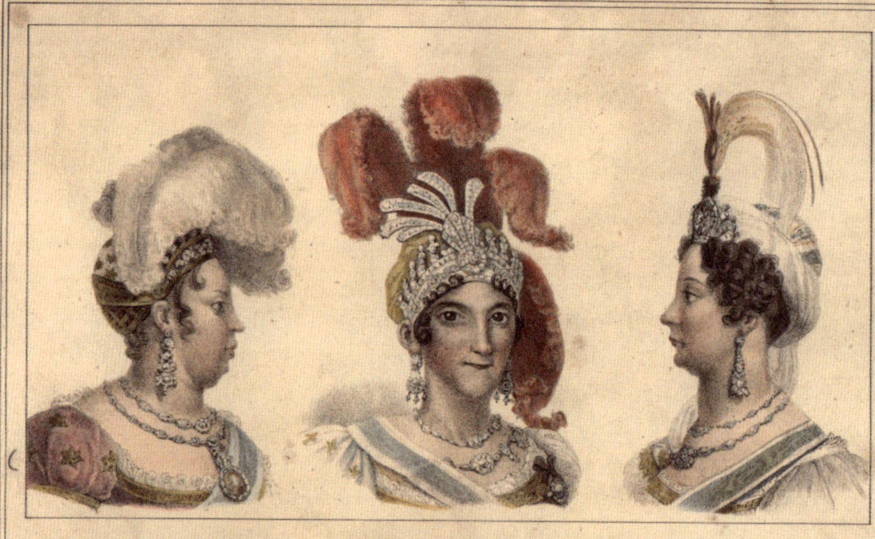

l'Archi-Duchesse LEOPOLDINE
1re Impératrice du Brésil
Femme de D. Pédro.

La Reine CARLOTA
Mère de D. Pédro.

La Princesse AMELIE
2e Impératrice du Brésil
Femme de D. Pédro.

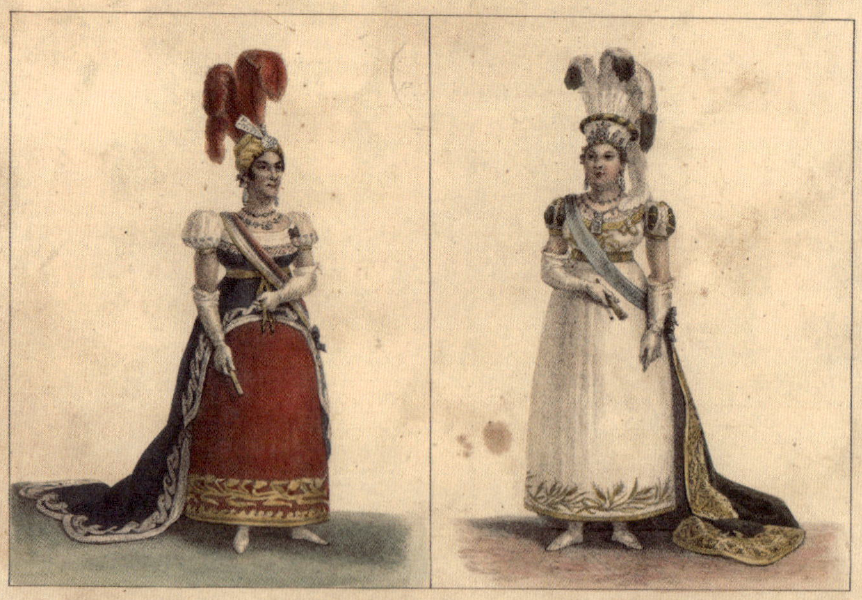

J. B. Debret delt. Lith. de Thierry Frères, Succrs de Engelmann & Cie

GRAND COSTUME DE COUR

L'Archiduchesse Leopoldine
l'Impératrice du Brésil femme
de D. Pedro – La Reine Carlota
Mère de D. Pedro.

JEAN-BAPTISTE DEBRET

{1834–1839}

IN: *VOYAGE PITTORESQUE*
ET HISTORIQUE AU BRÉSIL, OU,
SÉJOUR D'UN ARTISTE FRANÇAIS AU BRÉSIL.
PARIS: FIRMIN DIDOT.
FUNDAÇÃO BIBLIOTECA NACIONAL

A Imperatriz Leopoldina e a Rainha Carlota Joaquina, no traço de Debret.

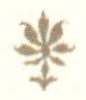

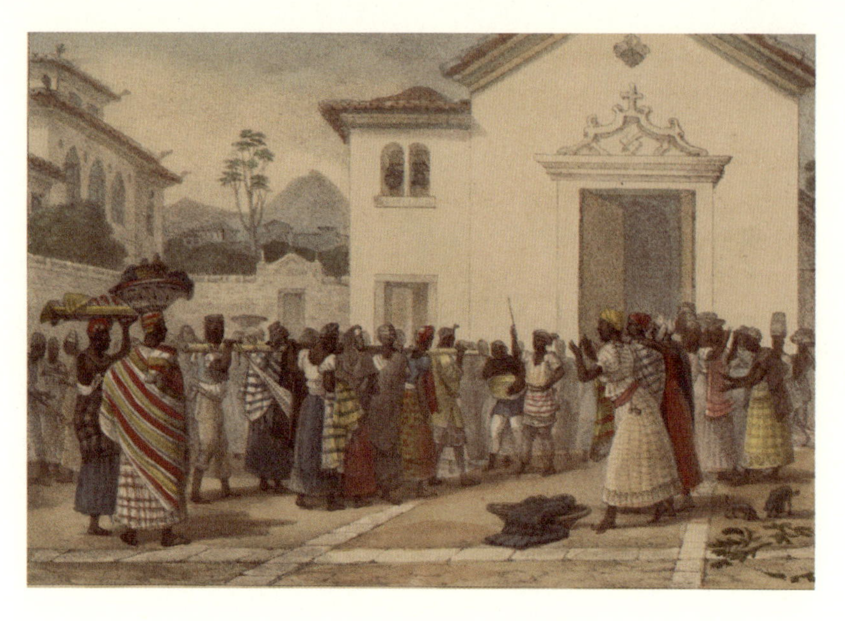

Enterrement d'une femme nègre
JEAN-BAPTISTE DEBRET
{1834-1839}
IN: *VOYAGE PITTORESQUE ET HISTORIQUE AU BRÉSIL, OU, SÉJOUR D'UN ARTISTE FRANÇAIS AU BRÉSIL*. PARIS: FIRMIN DIDOT.
FUNDAÇÃO BIBLIOTECA NACIONAL

O ritual fúnebre tinha grande significação para muitas nações africanas. Nesta imagem, Debret representa o cortejo fúnebre de uma negra católica chegando à Igreja da Lampadosa. Com a filiação às irmandades negras, os escravos tinham a possibilidade de um enterro mais digno que o fornecido pelo Cemitério da Misericórdia e dos "pretos novos", na região da Gamboa.

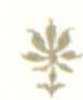

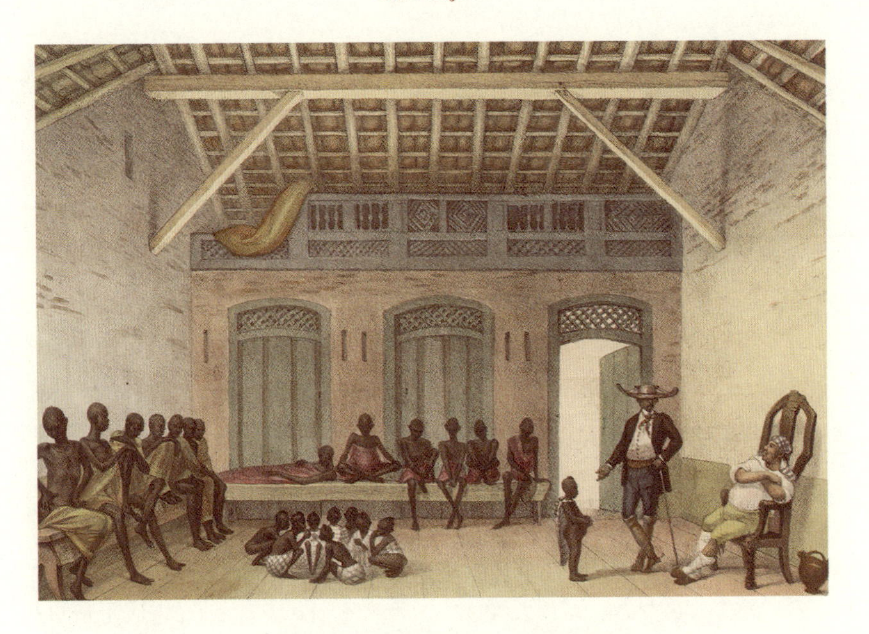

Boutique de la rue du Val-longo
JEAN-BAPTISTE DEBRET
{1834-1839}
IN: *VOYAGE PITTORESQUE ET HISTORIQUE AU BRÉSIL, OU, SÉJOUR D'UN ARTISTE FRANÇAIS AU BRÉSIL*. PARIS: FIRMIN DIDOT.
FUNDAÇÃO BIBLIOTECA NACIONAL

Nesta imagem é retratado o interior de uma loja de escravos situada à Rua do Valongo (atual Camerino), no Rio de Janeiro. Os escravos aparentam estar doentes e fracos, o que era muito comum tendo em vista as dificuldades enfrentadas nos navios negreiros. Vemos, ainda, uma criança com a barriga protuberante, forte indício de verminose.

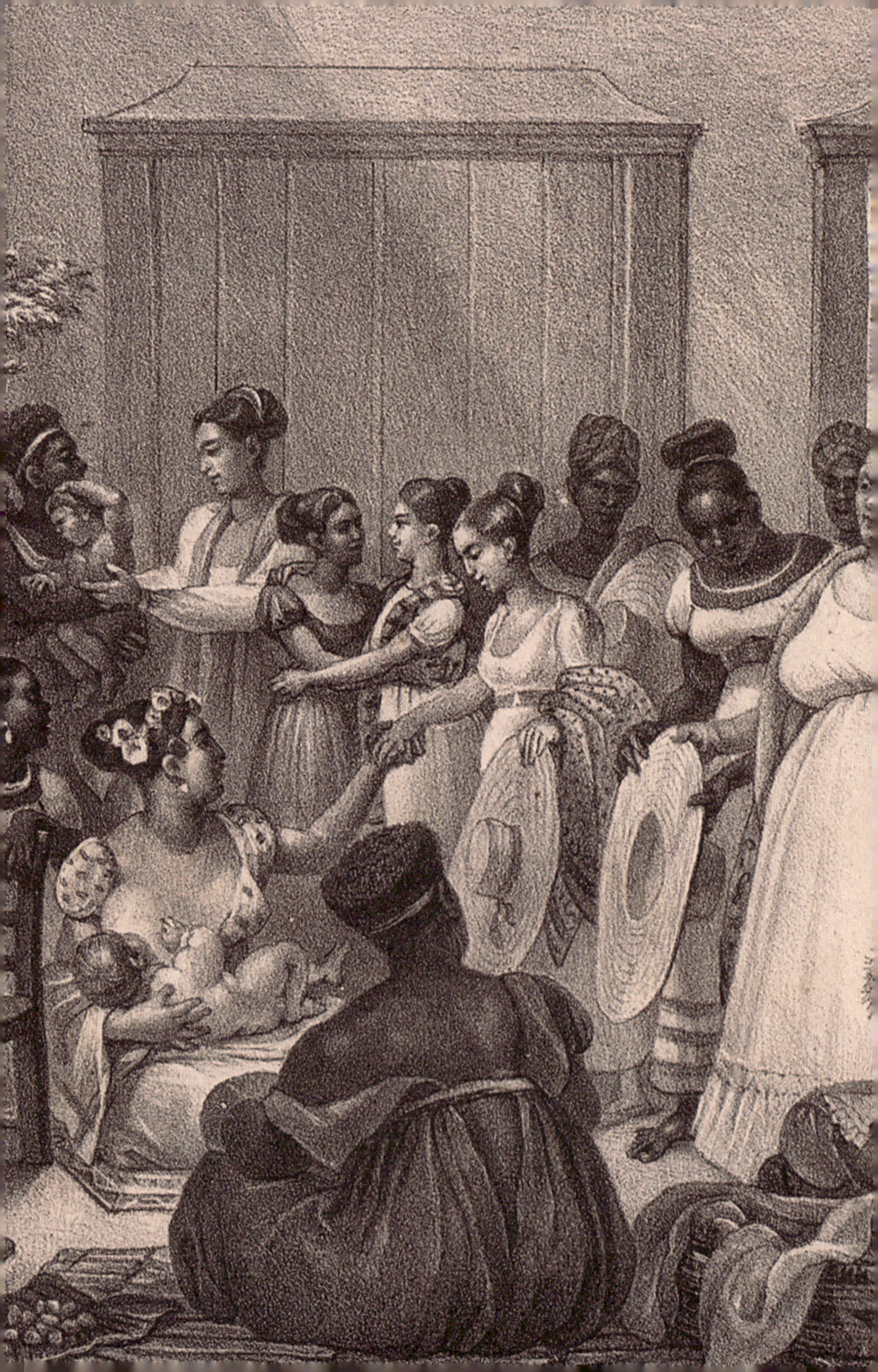

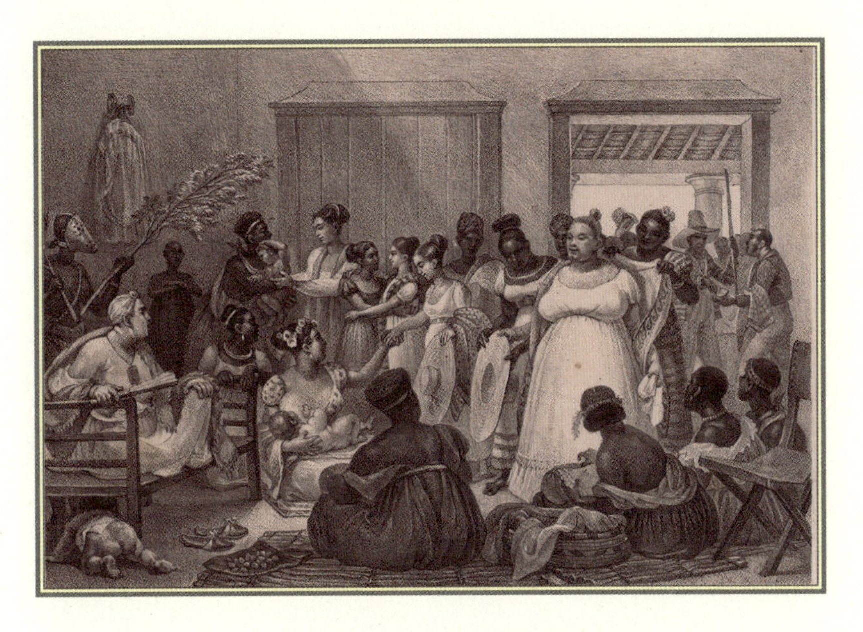

Une visite a la campagne
JEAN-BAPTISTE DEBRET
{1834-1839}
IN: *VOYAGE PITTORESQUE ET HISTORIQUE AU BRÉSIL, OU, SÉJOUR D'UN ARTISTE FRANÇAIS AU BRÉSIL*. PARIS: FIRMIN DIDOT.
FUNDAÇÃO BIBLIOTECA NACIONAL

Na imagem, vemos uma mulher branca amamentando uma criança no interior de uma casa. Segundo Domingos Peixoto, a amamentação era obrigação das mulheres e contribuía para a saúde das mães e dos filhos. O médico condenava o aleitamento feito por amas, em sua maioria escravas.

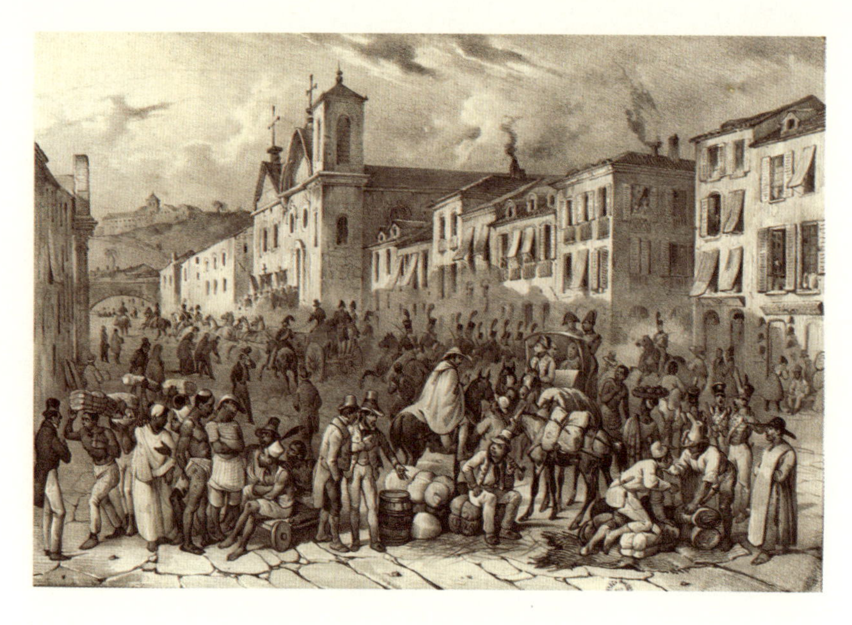

Rue Droite à Rio de Janeiro
JOHANN MORITZ RUGENDAS
{1835}
IN: *MALERISCHE REISE IN BRASILIEN.*
PARIS: ENGELMANN & CIA.
FUNDAÇÃO BIBLIOTECA NACIONAL

Região central no período joanino, a movimentada Rua Direita sintetizava o espírito do período joanino, concentrando atividades mercantis, venda de escravos e a administração real. A cena retratada por Rugendas passa-se em frente ao portão da Alfândega.

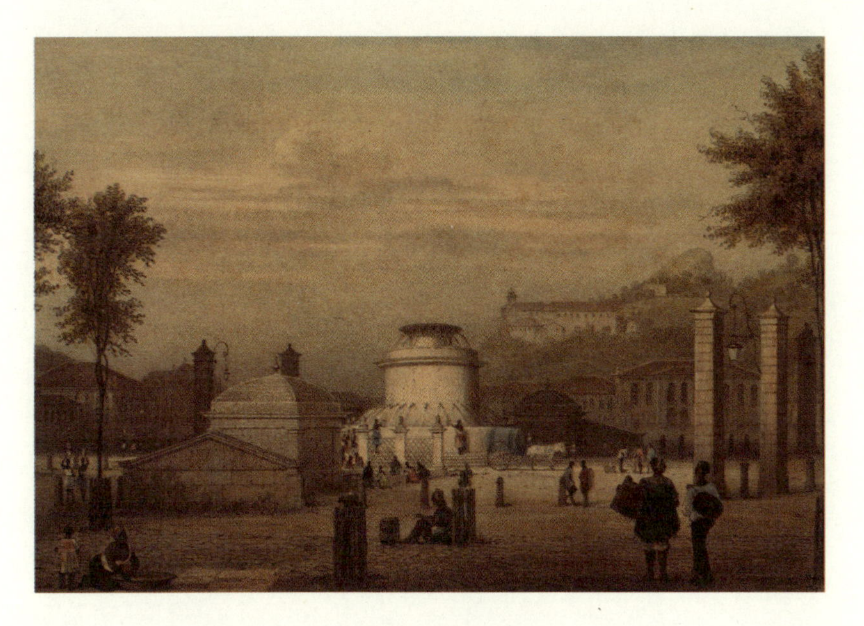

O Chafariz do Campo
tomado da Igreja de Sa. Anna – Fontaine du Camp depuis l'eglise de Ste. Anne.
Karl Wilhelm von Theremin
{1835}
FUNDAÇÃO BIBLIOTECA NACIONAL

Um dos raros e o mais belo desenho do chafariz do Campo de Santana, feito pelo cônsul da Prússia no Brasil, Karl Wilhelm von Theremin. Localizado na atual Praça da República, o chafariz foi um dos principais equipamentos urbanos do Rio colonial existentes no período joanino. Ao longe, vemos ainda o Convento e a Igreja de Santa Teresa.

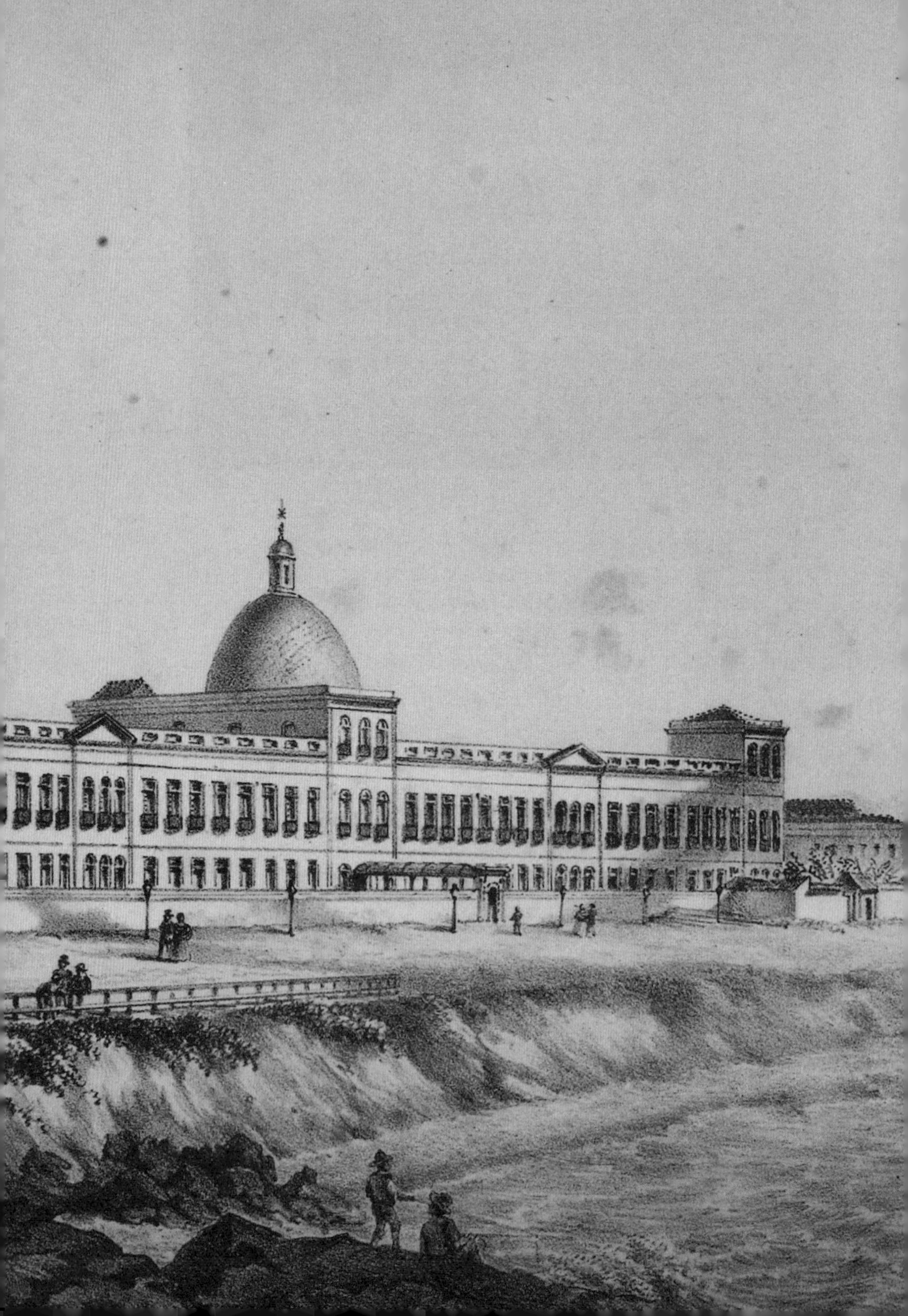

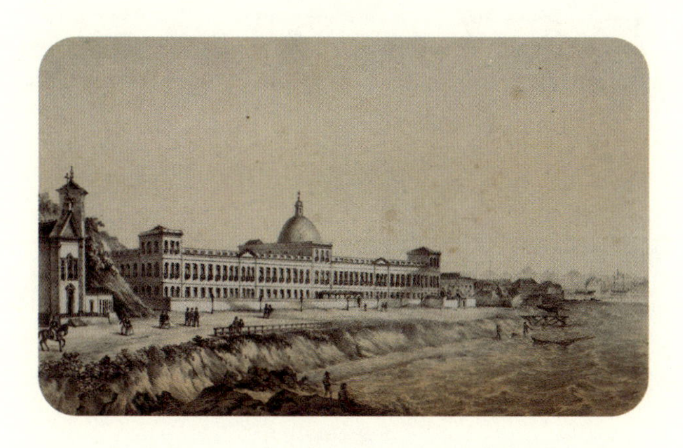

Hospital da Santa Casa de Misericórdia
Praia de Santa Luzia
Pieter Godfred Bertichem
{1857}
FUNDAÇÃO BIBLIOTECA NACIONAL

No século XVII, foi instalado um pequeno cemitério nos fundos do Hospital da Misericórdia, junto ao Morro do Castelo, com o objetivo de sepultar escravos africanos e seus descendentes. O cemitério recebia também cadáveres de indigentes e de pessoas pobres que morriam no hospital. No início do século XVIII, com o aumento do tráfico negreiro, o Cemitério da Misericórdia já não era mais suficiente para a grande demanda de corpos. Assim, em 1722, foi criado um novo cemitério com a mesma finalidade no largo da recém-construída Igreja de Santa Rita, por ordem do Governador Ayres de Saldanha de Albuquerque Coutinho Matos e Noronha. Na litografia, Bertichem representa o Hospital da Santa Casa de Misericórdia em sua segunda fase, ou seja, antes da construção de outro corpo à frente do edifício (como está atualmente), na Praia de Santa Luzia, aterrada posteriormente. À esquerda, vemos a Igreja de Santa Luzia, na rua em que se localizava também o matadouro da cidade, estudado por Manoel Vieira da Silva.

REFLEXÕES
SOBRE ALGUNS
DOS
MEIOS PROPOSTOS
POR
MAIS CONDUCENTES
PARA
MELHORAR O CLIMA
DA
CIDADE
DO
RIO DE JANEIRO.

RIO DE JANEIRO.
1808.

POR ORDEM DE S. A. R.

NA IMPRESSÃO REGIA.

SOBRE ALGUNS
DOS
MEIOS PROPOSTOS
POR
MAIS CONDUCENTES
PARA
MELHORAR O CLIMA
DA
CIDADE
DO

RIO DE JANEIRO

1808

NA IMPRESSÃO RÉGIA

Manoel Vieira da Silva

Prólogo

As moléstias, que têm grassado no Rio de Janeiro e que têm sido tão funestas a muitos dos seus habitantes, mereceram o paternal cuidado de Sua Alteza Real o Príncipe Regente Nosso Senhor para mandar indagar, quais fossem as causas próximas ou remotas das doenças deste país: que opiniões tinham tido sobre esse objeto os médicos, que por diversas vezes tinham sido consultados; e por que meios poderiam ser removidas, ou ao menos diminuídas na maior parte, essas mesmas causas. Ordenou ao seu físico-mor que dissesse por escrito o que pensava sobre essa matéria, para assim excitar as pessoas instruídas a fazer públicos os seus sentimentos, e apurar-se pela discussão um artigo, que todo se dirige para bem dos povos: a bondade inata do mesmo Senhor o considera ser muito do Seu Serviço. Ao mesmo tempo deu as Suas Reais Ordens pela Intendência da Polícia para se principiarem aqueles trabalhos, que não admitissem dúvida para esse importantíssimo fim. Essa é a razão da pequena memória, que agora se publica; e quando ela não desempenhe o fim, a que se dirige, basta que convide aos mais sábios e inteligentes para dizerem coisas melhores que, postas em execução, delas tire o público as vantagens, que tanto são para desejar.

A causa da saúde pública em todos os tempos tem merecido as primeiras atenções dos grandes legisladores; quando o número dos indivíduos sociais tem diminuído, impossibilita-se a execução da lei, muda o seu objeto e, em conseqüência, a sua natureza, que deve ser relativa ao estado da população; e se o descuido chega a permitir a reunião de todas as causas capazes de atacar rapidamente o princípio vital, a sociedade em muito pouco tempo é quase toda vítima do seu fatal estrago. De que oxalá não existissem tantos exemplos.

Os nossos soberanos amantes sempre de promover, quanto lhes fosse possível, a felicidade dos seus vassalos, tinham promulgado na capital, e em todo o reino, as mais providentes leis a esse respeito; mas a distância imensa entre a sede do trono português e os seus vassalos do Brasil impossibilitou até agora a execução da sua vontade. Chegou, contudo, a feliz época, que os faz sair da desgraça, que os rodeava, e entrar na história das nações policiadas.

A cidade do Rio de Janeiro tem o seu assento sobre uma planície pouco superior ao nível do mar, rodeada de montanhas mais e menos elevadas, deixando entre si canais, por onde se fazem sentir em toda a cidade os ventos reinantes; ao que parece obstar uma delas, chamada Morro do Castelo.

Sendo ordinariamente o calor atmosférico nesta cidade não só capaz de elevar muita água no estado de vapor, mas até de aumentar sensivelmente a força dissolvente do ar sobre ela, deverá considerar-se a atmosfera quente, e úmida em razão da água contida no estado de vapor, e da dissolvida, que não se sujeita aos nossos sentidos; pois que os higrômetros não podem opor-se a uma ação química do ar sobre a água.

Todos conhecem que o ar quente e úmido ataca o sólido vivo, mudando a ação natural dos vasos cutâneos, e de todas as membranas, que por ele podem ser tocadas – tais são as do estômago, do canal intestinal, e dos órgãos da respiração; donde fica evidente que os resultados devem ser péssimos sobre a máquina animal.

Parece não ser essa a causa principal da malignidade de um país, que faz aparecer os seus habitantes desde as primeiras idades, dotados de uma fisionomia morbosa, e o sólido disposto de um modo tal que a ação da menor causa produz os maiores desarranjos do princípio vital. Os argumentos são os seguintes:

A natureza proporciona a constituição da máquina animal e vegetal da atmosfera, em cujo meio eles devem continuar a sua vida.

Os animais e vegetais do Brasil necessitam dos socorros da arte para continuar a vida nos diferentes lugares da Europa; há logo alguma coisa de particular em sua constituição.

À proporção da sua demora na Europa eles vão escusando os primeiros cuidados; e quando se tem reproduzido, estes são inteiramente dispensados para com os filhos; donde se vê quanto a natureza trabalha para conseguir o sobredito fim.

Os europeus deveriam ressentir-se mais da influência dessa causa do que os naturais da cidade, e as moléstias daqueles dirigirem-se mais rapidamente ao perigo do que as destes. Porém, acontece o contrário, não só quando eles chegam, mas ainda durante todo o tempo da sua vida, notando-se todavia uma diferença sensível a respeito de seus filhos.

No fim de tantas gerações ainda a natureza não concedeu aos filhos do Rio de Janeiro uma constituição apta a viver sem grandes incômodos de saúde, no meio de uma atmosfera em que nasceram os seus avós!

Devemos, portanto, recorrer a outras causas, que, não tendo um poder tão decisivo sobre o sólido já desenvolvido dos europeus, são capazes de atacar as forças da vida no princípio do seu desenvolvimento, e que, não sendo conhecidas, e evitadas, necessariamente hão de produzir estragos superiores àqueles, de que somos testemunhas. O Morro do Castelo será tão prejudicial à cidade como até agora se tem suposto! Deverá entrar no plano da polícia do Rio de Janeiro a sua demolição?

São princípios certos de física que os ventos são ocasionados em razão da falta de equilíbrio entre as colunas do ar.

Que as partículas dos fluidos se movem em todas as direções possíveis com uma força maior, ou menor velocidade na razão da força impelente.

Que o ar é um fluido elástico e, particularmente, aquele que tem servido nas experiências físicas a demonstrar semelhantes verdades.

Donde se segue que o morro só poderia embaraçar a livre corrente do ar naquela pequena parte da cidade, que lhe fica muito próxima; porque as colunas do ar, que passam pelo ápice da montanha, e as laterais, não encontrando resistência, caminham com toda a velocidade com que vem impelidas; as que encontram resistência no morro aumentam por outro lado a força das primeiras em razão daquela, que as partículas refletidas sobre a montanha são obrigadas a comunicar às laterais. Tais são as leis dos corpos elásticos: podemos logo afirmar com toda a certeza que, ainda sendo os ventos muito brandos, deve haver um movimento insensível nas colunas do ar, que estão sobre as casas unidas ao morro. Chegam a confessar essa verdade os habitantes das ruas da Cadeia e de São José, pelo incômodo, que ali recebem, quando reinam ventos fortes, ainda os que sopram diretamente da Barra.

A atmosfera que está sobre a cidade é substituída por novas colunas de ar, quando sopramos ventos da parte da terra, que muitas vezes são impetuosos. Há, além desses, ventos mareiros, que trazem a sua direção uns mais para o sul, outros mais para o norte do morro, para os quais ele não pode servir nem de pequeno obstáculo.

A cidade do Rio de Janeiro não chega a ter um oitavo de légua na sua maior extensão; e se intentassem distendê-la, como de necessidade há de acontecer, quantos edifícios não ficariam ao abrigo dos montes, como acontece em Lisboa? E, seguindo o sistema de demolir, quantas as dificuldades, e quais seriam as conseqüências?

As montanhas entram na ordem da grande economia da natureza; elas são destinadas a fins que o homem não deve perturbar; elas são outros tantos da matéria elétrica; são os grandes reservatórios, não só das águas, mas também dos corpos minerais, de que alguns são fáceis a inflamar-se, logo que estejam em contato com a atmosfera; servem a estabelecer certa ordem de atração em todo o globo: e quem não vê que somente em distâncias de povoações se devem tentar semelhantes demolições, quando o estado da sociedade o chegue a exigir! Parece que o supremo criador destinou os lugares de mediana elevação para a habitação dos homens, e as planícies, para lhes oferecer nelas os mais necessários alimentos; mas sejam embora semelhantes lugares obras do acaso, os homens devem aproveitar-se delas, porque da sua reunião em grandes sociedades lhes resultarão novas causas prejudiciais à sua existência e de que a emenda é muito mais fácil nos lugares elevados. É por isso que a cidade do Rio de Janeiro deveria crescer na sua longitude por todos os lugares eminentes da borda do mar, e não na sua latitude, resultando-lhe daqui além das comodidades gerais expostas, a vizinhança de belas quintas, que facilmente abundassem a cidade em hortaliças, e belas frutas, e onde pudesse respirar o ar do campo o mesmo homem empregado efetivamente no centro da sociedade, unindo no mesmo dia a utilidade do Estado à conservação do seu indivíduo.

Temos demonstrado que a atmosfera própria desta cidade e o Morro do Castelo, considerados isoladamente, são por si muito débeis obstáculos à saúde pública; ver-se-á agora a grande força que adquirem na sua reunião as outras grandes causas, que, sendo obra dos homens, podem receber a sua extinção da mão que lhe deu a origem; e então os habitantes ficarão unicamente sujeitos àqueles incômodos da localidade, cuja emenda não pode entrar nas forças da arte.

As águas estagnadas adquiriram pelas continuadas observações de todos os tempos o principal lugar entre as causas da insalubridade de qualquer local; é logo para lastimar que o homem observador entrando nesta Cidade a descubra por todos os lados cercada de lugares pantanosos. Nós sabemos que ali estão em digestão e dissolução substâncias animais, e vegetais, as quais, na presença dos grandes calores, entrando em putrefação, dão origem a pestíferos gases, que devem levar a todos os viventes os preliminares da morte, já pela sua ação imediata na periferia do corpo e na continuação das suas membranas, já pela entrada nos órgãos da respiração.

Os habitantes da cidade afirmam que as moléstias de perigo reinam aqui mais no inverno do que no verão, em que os péssimos efeitos das águas estagnadas deveriam fazer-se mais visíveis; porém, é necessário advertir:

I. Que as mudanças de temperatura nesta cidade, não sendo muito sensíveis aos europeus, o são para os naturais dela, e de semelhantes alternativas se podem seguir as diferenças notadas.

II. Que as chuvas são aqui muito pouco freqüentes no Inverno, chegando a decorrer um mês sem que elas apareçam; e por isso, sendo o calor suficiente para favorecer as putrefações nas águas estagnadas, a natureza continua sem perturbação nas suas operações químicas, e os efeitos delas se espalham pela atmosfera. Mas de verão as continuadas chuvas concorrem quase todos os dias a mudar as afinidades dos corpos em putrefação e atrasam os progressos dessa operação: eis aqui a providente maneira por que a mesma ordem natural tem livrado até aqui esses habitantes dos grandes males que os ameaçam; é, todavia, para desejar que os homens se não confiem nela, porque um dia poderemos ser infelizes vítimas do nosso descuido.

É por conseqüência da boa polícia o aterrar todos os lugares pantanosos, o encanar as águas para aquelas valas que se julgarem suficientes ao seu despejo, e que devem participar das alternativas da maré; o determinar o lugar, em que se devem edificar as casas, a altura das portas à estrada, para que os particulares concorram com o Estado ao aterro das novas ruas, sem que por isso sofram ao depois as suas propriedades; demarcar a direção e largura das ruas; e tudo o mais que no meio de semelhantes cuidados se julgar necessário para extinguir uma causa tão oposta à nossa boa existência.

Os enterros dentro das igrejas têm merecido a reprovação de todas as sociedades iluminadas, e particularmente a merecem nesta cidade em razão do calor atmosférico e da pouca largura das ruas: não é menos atendível o modo por que se sepultam os corpos na Misericórdia, deixando-os quase expostos ao calor e ao ar; donde se segue a desenvolução de gases sufocadores da vida.

Não pode duvidar-se de que é necessário estabelecer cemitérios nas extremidades da cidade, onde sejam enterrados os ricos e os pobres, estabelecendo-se aí aquelas diferenças necessárias a conservar as diferenças sociais, uma vez que se conservem as qualidades concernentes ao fim proposto.

Como o Cemitério da Misericórdia está fundado em uma das extremidades da cidade, parece que se deve aproveitar, uma vez que a soma empregada para remediar os seus defeitos seja menor do que é necessária à formação de um novo cemitério para aquele mesmo lado da cidade, onde está o Hospital Militar. Porque todos sabem que, na proximidade de um hospital, deve haver um cemitério, não só para evitar as despesas no modo de enterrar os defuntos, mas até para livrar os habitantes da cidade dos incômodos que deveriam resultar da continuada passagem de defuntos pelas ruas.

O Cemitério da Misericórdia está situado na planície do morro do Castelo para a parte do mar; a observação do local faz ver que ele é muito apto a facilitar a putrefação rápida dos corpos, não só em razão da umidade, de que ficam rodeados os corpos, mas porque isso acontece na presença do grande calor, formado ali pela reflexão dos raios solares, feita do plano inclinado do morro sobre a superfície do cemitério; acresce o estar inteiramente exposto à força das virações reinantes: há logo todas as condições necessárias à rapidez da putrefação: calor, umidade e presença do ar atmosférico, cujas colunas são ali continuamente renovadas.

O defeito do Cemitério da Misericórdia consiste na sua pequenez real, e na relativa ao grande número de corpos que ali concorrem, donde se segue que eles estão quase a descoberto, e que se hão de abrir sepulturas, onde se encontrem ainda as carnes em putrefação: os danos são bem conhecidos. O meio de remediar esse único defeito é aproveitar-se da contigüidade do cemitério acerca do Hospital Militar, fazendo unir uma porção desse terreno àquele e duplicando, desse modo, ou triplicando a sua extensão.

Deve juntar-se uma porção de terra calcária, marcar a extensão, largura e profundidade das sepulturas, conforme for um, dois ou três corpos, que hajam de sepultar-se ao mesmo tempo: não sendo permitido um maior número de cadáveres na mesma sepultura: marcar-se-á igualmente o tempo necessário para a perfeita extinção dos cadáveres, a fim de que se evite o inconveniente atual.

A perda do hospital relativa às plantas medicinais que poderia colher daquele terreno, o tornar-se curto o passeio dos convalescentes, e a proximidade da aula de anatomia àquele lugar podem oferecer-se a semelhante plano, mas:

I. O hospital não chega a tirar produto de vinte mil réis daquela porção de terra que deve unir-se ao cemitério, porque a despesa feita na cerca monta acima da utilidade, que dela recebe a casa, e supondo que os interesses eram quadruplicados, é claro que eles nunca poderiam equivaler à utilidade tirada pelo Estado, quando consegue a emenda de semelhantes defeitos, sem a despesa que resultaria da formação de um novo cemitério daquele lado da cidade, cuja necessidade já se demonstrou, bem como a prerrogativa do local.

II. É para desejar que os convalescentes gozem de um passeio em lugar plano, para que as desigualdades do caminho não transtornem as funções das suas entranhas ainda débeis, donde podem vir grandes mudanças à circulação, respiração e transpiração; mas para subir daquela parte ao hospital são necessárias as forças do homem em perfeita saúde, e então eles não devem já ocupar o lugar de doentes; mas, ainda em razão do ar, aquele passeio não era o mais adequado a um convalescente; parecendo antes que nas circunstâncias daquele hospital se deve conceder aos convalescentes o passeio pela parte superior do morro na vizinhança da mesma casa.

III. A aula de anatomia vem a ficar em maior distância do cemitério do que a da Universidade de Coimbra ao cemitério da mesma cidade; e ali, à face de uma respeitável Sociedade Médica, nunca se reputou inconveniente para os lentes e estudantes semelhante vizinhança; e isso porque estando os corpos enterrados na devida profundidade, e entrando ali em putrefação, os gases desenvolvidos são logo empregados em novas combinações, restando uma pequena porção que se possa espalhar lentamente pela atmosfera, e de que não se pode seguir-se malignidade em um cemitério todo aberto e exposto às virações constantemente.

No caso de não aproveitar o sobredito plano de reforma para o Cemitério da Misericórdia, e de ser indispensável a existência de um na vizinhança do hospital, pode lembrar a sua formação sobre o mesmo morro; porém, faltam então as comodidades da mais pronta extinção dos cadáveres; dificultam-se os enterros da gente pobre e obriga-se o Estado a despesas que são mais bem empregadas na edificação de outros cemitérios nas demais extremidades da cidade, onde a falta de polícia tem deixado amontoar tantas causas sobre que ele deve providenciar: sepulta-se nesta cidade toda a gente pobre, pretos ou brancos no mesmo momento, em que a família da casa os tem julgado mortos; e quem ignora a imensidade de casos em que do féretro e da mesma sepultura os julgados mortos se levantarão com vida e continuarão por muitos anos? Quantos vassalos de Sua Alteza Real o Príncipe Regente Nosso Senhor terão sido sepultados nesta cidade, gozando ainda do princípio de vida e de que o Estado poderia tirar ainda partido!

Enterra-se sem que se apresente a certidão de quem tratou da moléstia e, no caso das mortes julgadas repentinas, de quem observasse se elas pertenciam ao número das aparentes, se eram o resultado de algum veneno, ou de outro qualquer meio empregado para matar. Há, portanto, a liberdade de cometer semelhantes crimes sem recear o castigo, bastando para enterrar um defunto introduzi-lo em uma rede e pagar a dois pretos para que o conduzam.

Entram neste porto navios carregados de pretos, e entrarão daqui em diante de muitos outros portos, donde nos podem provir os germes de moléstias epidêmicas; e por isso é costume de todos os portos em que há polícia estabelecer lazaretos proporcionados às diferentes repartições, como sabiamente se tinha praticado em Portugal. A maior despesa do Estado consiste na sua fundação, sendo a sustentação despesa de pouca monta, quando se faça o mesmo, que a esse respeito fazem as nações cultas.

Formar um plano exato para a construção de um lazareto, e que sirva de regra para a sua polícia, não é o nosso objeto atual; tratando-se disso, é necessário ter os conhecimentos dos diferentes lazaretos da Europa, como o de Lisboa, Marselha, Trieste, Veneza, Livorno, Malta etc., para que, munidos da mais perfeita certeza do que eles têm de bom e de defeituoso, possamos emendar os erros; sendo um deles o aspecto de uma prisão, quando semelhantes edifícios devem apresentar uma vista agradável, gozar das livres correntes do ar e ter dentro em si algum jardim em que o útil ao Estado possa reunir-se à comodidade e salubridade dos particulares que ali devem ser demorados.

Trata-se por ora de mostrar a necessidade de um lazareto onde desembarquem os pretos, e estes façam quarentena, que chegam no estado de saúde, até que se conheça, que eles estão livres das moléstias de que pode haver suspeita, bastando para estes o intervalo de oito dias: essa demora não pode fazer-se com utilidade a bordo das embarcações em razão da falta de asseio, de tratamento, e grande número de indivíduos, que a ambição obriga a ajuntar em um curto espaço.

Deve haver no lazareto outra divisão em que se recebam os que aparecem com as febres de abatimento, disenterias e diarréias, que sabemos podem ser epidêmicas: outra divisão é necessária para os atacados de moléstias cutâneas, cuja índole não é ainda assaz conhecida, pela falta de observações a esse respeito; uns e outros devem aí demorar-se até que cheguem ao perfeito estado de saúde.

Essa providência não entra no número das entidades multiplicadas sem necessidade; não só em razão de se evitarem as epidemias, mas até pelo motivo das moléstias cutâneas, reputadas de muito pouco momento nesta cidade, chegando o prejuízo público a afirmar que elas não devem curar-se, quando talvez que a disposição morbosa, em que aparecem os naturais desta cidade desde a sua infância deva-se a semelhante desprezo.

Os pretos desembarcam e são logo expostos à venda; entram nas diferentes casas e permite-se-lhes a livre comunicação com a gente delas, particularmente as crianças; porque não há outras pessoas a quem se entregue seu cuidado: as pretas são escolhidas amas, para dar um leite que dificultosamente será puro: passado mais ou menos tempo, aparecem as chamadas sarninhas, e desprezadas fazem as tais mudanças nas forças da vida que ou elas são sufocadas na sua origem, ou continuam em um estado tanto além do natural que são perturbadas nas suas funções pelas menores causas que podem tocar a economia animal: daqui vem a fácil mudança das moléstias de pouco cuidado para as de perigo imediato; e com tal rapidez, que ela escapa aos médicos do país, a quem devem ser muito familiares: deve haver o mesmo cuidado a respeito das bexigas. Mas que um sem-número de conseqüências muito mais funestas não está vendo o verdadeiro médico, que deve trazer à humanidade a continuação de semelhantes causas!

Semelhante providência sobre os pretos parece sofrer duas seguintes objeções; I. o aumento grande no seu preço; II. a diminuição sensível em semelhante gênero de comércio.

Deixando aos homens de literatura as mais convincentes respostas a semelhantes argumentos, dizemos só a bem da sociedade, juntando ao que fica dito: que se os pretos fossem mais caros, não haveria tanta gente miserável no Brasil, que apenas por si, ou por outros, chegou a possuir um preto, ou dois, roubou-se todo o outro meio de indústria, vive unicamente do trabalho daqueles miseráveis, entregando-se a uma vida ociosa, que se deve considerar a mais carinhosa mãe dos vícios; e daqui se segue, que no estado de doença os miseráveis pretos morrem à míngua de alimentos e medicamentos, porque, cessando os lucros deles, cessam as possibilidades dos donos.

Que o Príncipe Regente Nosso Senhor se interessa mais pelo aumento dos brancos, sejam brasileiros ou europeus, do que pela propagação dos pretos; que a perda nos direitos, resultante da diminuição do comércio, é menor do que aquela que pode trazer consigo a omissão das providências expostas.

Entram carnes degeneradas na cidade, e seus donos, mandando-as lavar e secar na outra banda, as introduzem à venda, e aproveitam-se delas as casas, que têm muita escravatura, bem como as lojas de venda, das quais a maior parte lançam de si um péssimo cheiro, sendo ele o melhor denunciante de semelhante fazenda. Acontece o mesmo nos peixes escalados, e na farinha de mandioca, a qual se vende ao público naquele estado de fermentação, a que vulgarmente se chama ardida; talvez seja essa a principal causa das lombrigas nos pretos, e ainda nos brancos pobres, que procuram o mais barato. Tem igual sorte todo o grão que entra na cidade – os trigos estejam em bom ou mau estado são reduzidos a pão.

Não são visitadas as embarcações, que entram carregadas de couros, onde podem aparecer muitos em estado de putrefação, que devem logo enterrar-se na outra banda; outros em princípio que, se mandando secar em lugar para isso destinado, poderão depois entrar em venda. Os vinhos, vinagres e azeites, sendo gêneros de que o comércio tira grandes interesses nesta cidade, merecem particular atenção, para que não se vendam ao público no estado de prejudicar a saúde.

Deve-se, pois, fazer a indagação necessária sobre os gêneros animais e vegetais antes que se exponham à venda; e os donos não poderão conseguir os despachos para ela, sem que apresentem certidão do seu bom estado, passada por aquele, que para isso estiver autorizado, que deve ser o físico-mor do reino, ou o seu delegado.

Tendo falado dos alimentos do reino animal que entram na cidade privados de vida, segue-se o fazer algumas reflexões sobre os que chegam dotados dela, quais são os gados para o consumo da cidade.

Entram as grandes manadas de gado, que devem durar para toda a semana, cansadas da grande jornada, em que se tem privado de alimentos, são introduzidos no curral, onde igualmente estão alguns dias sem alimento e água; e aí, ou o transtorno das suas funções vitais lhes põe termo à vida, ou chegam ao matadouro, conservando apenas as aparências.

É uma verdade demonstrada em Medicina que os sucos gástricos do homem têm grande ação sobre as carnes; e que esta segue a razão direta da perfeição das carnes; isto é, que elas se digerem tanto melhor, quanto mais perfeito o estado de vitalidade daqueles animais, que são empregados no nosso alimento.

É igualmente certo que a nutrição depende da boa dissolução dos alimentos, donde se forma o bom quilo; porque, do contrário, segue-se a demora de substâncias degeneradas no estômago, de que se seguem as doenças que mais reinam na cidade.

Donde se deduz a necessidade de fazer entrar no curral o gado necessário só para um dia, havendo na vizinhança da cidade lugar próprio para a demora dele, e onde possa recuperar parte das forças perdidas na jornada: desse modo, poderemos gozar de carnes mais saborosas e de melhor nutrição, ainda que o seu preço seja mais elevado, porque os defeitos públicos não podem emendar-se sem o concurso do mesmo público, e é só da concorrência das forças particulares que resulta a força geral do Estado.

São igualmente necessários os cuidados sobre os matadouros, porque a demora de excrementos, sangue, urinas e diferentes partes dos animais produzem a putrefação e opõem-se diretamente à salubridade da atmosfera.

Essa causa tem sido das mais lembradas no Rio de Janeiro, ao ponto de que os homens inteligentes, verdadeiros e sábios se chegaram a persuadir de que o matadouro deveria ser mudado, fundando-se em que o local, onde ele está formado, é logo no princípio da cidade sujeito às continuadas virações e, portanto, apto a inundar a atmosfera dos péssimos gases, que se formam pelas razões já ditas.

O homem sábio, a quem de uma parte pesa a causa da saúde pública, e da outra as grandes despesas do Estado a promover, não se limita às idéias dos outros, e procura os dados para formar o seu juízo mais certo.

Persuadido de semelhante máxima passei a observar o local do matadouro do curral, a maneira por que ambos estão formados e a polícia que ali se segue. Confesso que, estando persuadido até então de que ele deveria mudar-se, mudei logo de opinião, e tanto estava persuadido, em razão da autoridade daquelas pessoas, que julgava terem voto em semelhante matéria, que falei ao benemérito e ilustrado magistrado encarregado da polícia da cidade, a fim de que fosse mudado o matadouro. Ouvi nessa ocasião reflexões sábias, não só a respeito desse artigo de polícia, mas de outros muitos: foi fácil em aceder às minhas razões, e reproduziu outras, em que mostrava ser da mesma opinião independente do que me ouviu; mas atualmente continuando a respeitar as pessoas, por cuja autoridade me deixei convencer, afirmo que ele não deve mudar-se.

Quem entra no matadouro é obrigado a louvar a escolha do local e a maneira em que ele está construído; ali se encontra uma espaçosa casa, cujas paredes são formadas por grades de madeira, que facilitam a livre corrente do ar, tão necessária para os empregados naquele trabalho cujas vidas merecem a contemplação do Estado; ela é toda lajeada, munida dos diferentes canos, que devem dar a saída ao sangue; ao lado esquerdo há um poço, que por meio de uma bomba e canos próprios fornece toda a água necessária à lavagem da casa, depois de concluído o corte; a sua situação na praia não consente a demora de semelhantes águas, e do sangue, de que poderiam resultar danos, porque se misturam logo com as do mar; em todo o restante do arranjo próprio a semelhante casa, ela deixa ver a habilidade da mão, que a construiu. O Nosso Soberano não poderia conseguir atualmente um edifício semelhante, sem que a despesa não montasse acima de sessenta mil cruzados.

Acontece o contrário a respeito do curral, onde os excrementos de animais parece que têm sido demorados, depois que ali existe o matadouro; e por isso contamina toda aquela porção de ruas que lhe ficam próximas com um péssimo cheiro e acaba de extinguir vida àqueles animais demorados na forma que já se disse.

Conclui-se de tudo que a falta do asseio no matadouro, para que ele tem as comodidades; a mesma falta no curral pela sua má construção; e o lançar à praia as cabeças e diferentes partes dos animais, sem que fiquem enterradas; são as únicas causas, que podem ser acusadas, como opostas à salubridade do ar.

Que emenda depende da nomeação de um homem para se encarregar da limpeza do matadouro; fazendo entrar todos os dias no fim do corte água suficiente para a lavagem de toda a casa; que obrigue a enterrar todas as porções dos animais, que se não vendem ao povo; e igualmente os animais que morrem no curral, ou entram aí quase mortos.

Que o curral deve rebaixar-se, e calçar-se, ou lajear-se, deixando canais para a pronta saída das urinas, bem como igualmente é necessário fazer um cano principiado desde o nível do curral, e continuado até o mar, tendo dois palmos de largura e três ou quatro de altura, por onde entre a água da maré no curral, e o lave, quando se julgar necessário; e para que a maré não entre no curral, quando não for necessária, deve o dito cano ter uma adufa de pau, que posta embarace a entrada da água da maré no curral.

Quanto ao local, já fica dito que ele é o melhor e, no caso de aparecer outro igual, ele ficaria sujeito aos mesmos inconvenientes, se não se pusesse em prática a polícia já exposta; podendo só escapar quando o matadouro estivesse légua e meia ou duas em distância da cidade, de que resultavam maiores prejuízos em razão da condução das carnes, e da corrupção, de que elas são suscetíveis durante o seu transporte. Quando, por outro lado, dando as sobreditas providências e fazendo a sua obrigação o administrador do matadouro, gozará o público dos seus cômodos e economizará muito o Estado.

Os açougues, sendo casas, onde se demoram as carnes, são em grande número na cidade e próximos uns dos outros. Ao mesmo tempo que faltam em alguns sítios, parece que deverão ser mudados para as extremidades da cidade aqueles que, depois das averiguações precisas, se julgarem em tais circunstâncias.

Outra causa capaz de conduzir muita gente à sepultura nesta cidade é a falta de bons medicamentos, em que possa confiar uma Medicina ativa; a liberdade concedida a qualquer cirurgião para curar de Medicina, ignorando até os princípios os mais simples da sua profissão; a falta de vigilância sobre os curandeiros e curandeiras e boticários, que vendem purgantes, vomitórios e outras composições sem receita de médico, chegando a omissão nesse ponto a permitir que nas lojas de ferragem se vendam vomitórios e purgas à discrição de cada um que se persuade dever usar deles.

Parece impossível o desarraigar semelhantes prejuízos entre o público, mas quando o soberano confere a autoridade sobre semelhantes coisas a homens sábios de probidade conhecida, e amantes do bem público, é fácil de conseguir o fim desejado.

melhor; e no cazo de apparecer outro igual, elle ficaria sujeito aos mesmos inconvenientes, se não se pozesses em pratica a policia já exposta; podendo só escapar, quando o matadouro estivesse legoa e meia, ou duas em distancia da Cidade, de que resultavão maiores prejuizos em razão da conducção das carnes, e da corrupção, de que ellas são susceptiveis, durante o seu transporte; quando por outro lado, dando as sobreditas providencias, e fazendo a sua obrigação o Admnistrador do matadouro, gozará o publico dos seus commodos, e economizará muito o Estado.

Os açougues, sendo cazas, onde se demorão as carnes, são em grande numero na Cidade, e proximos huns dos outros; ao mesmo tempo, que faltão em alguns sitios; parece que deverão ser mudados para as extremidades da Cidade aquelles, que depois das averiguações precizas, se julgarem em taes circunstancias.

Outra causa capaz de conduzir muita gente á sepultura nesta Cidade, he á falta de bons medicamentos, em que possa confiar huma Medicina activa; a liberdade concedida a qualquer Cirurgião para curar de Medicina, ignorando até os principios os mais simplices da sua profissão; a falta de vigilancia sobre os Curandeiros, e Curadeiras e Boticarios, que vendem purgantes, vomitorios, e outras composições sem receita de Medico; chegando a omissão neste ponto a permmittir, que nas Loges de ferragem se vendão vomitorios, e purgas á discrição de cada hum que se persuade dever usar delles.

AOS SERENISSIMOS
PRINCIPES REAES
DO
REINO UNIDO DE PORTUGAL,
E DO BRAZIL, E ALGARVES,

OS SENHORES
D. PEDRO DE ALCANTARA
E
D. CAROLINA JOZEFA LEOPOLDINA

OFFERECE,

Em signal de gratidão, amor, respeito, e reconhecimento estes Prolegomenos, dictados pela obediencia, que serviráõ ás observações, que for dando das molestias Cirurgicas do Paiz, em cada trimestre,

DOMINGOS RIBEIRO DOS GUIMARAENS PEIXOTO,

Cirurgião da Camara de EL-REI Nosso Senhor.

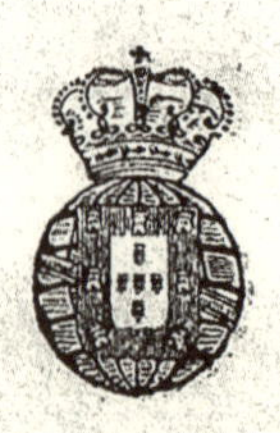

RIO DE JANEIRO
NA IMPRESSÃO REGIA. 1820.

Por Ordem de Sua Magestade.

AOS SERENÍSSIMOS

PRÍNCIPES REAIS

DO

REINO UNIDO DE PORTUGAL

E DO BRASIL, E ALGARVES,

OS SENHORES

D. PEDRO DE ALCÂNTARA

E

D. CAROLINA JOSEFA LEOPOLDINA

OFERECE,

Em sinal de gratidão, amor, respeito, e reconhecimento estes Prolegômenos, ditados pela obediência, que servirão às observações, que for dando das moléstias Cirúrgicas do País, em cada trimestre,

DOMINGOS RIBEIRO DOS GUIMARÃES PEIXOTO,

Cirurgião da Câmara de EL-REI Nosso Senhor.

RIO DE JANEIRO

NA IMPRESSÃO RÉGIA. 1820.

Por Ordem de Sua Majestade.

Introdução

Indagar as prodigiosas causas que em um país podem influir direta ou indiretamente na saúde dos indivíduos que o habitam, não só para o perfeito conhecimento das moléstias, mormente as chamadas endêmicas, e epidêmicas, bem assim dos meios de cura, que lhes convêm, é um objeto de suma importância, e que tem merecido o apreço e estima de todos os práticos, desde a mais remota antigüidade até os nossos dias. Zirmmermann, convencido dessa verdade eterna, diz, judiciosamente no seu belo *Tratado de Experientia Medica*, que é incapaz de curar moléstias aquele médico que ignora as causas que as determinam, ou que não pode, ao menos, com uma certa probabilidade, determinar a sua natureza.

O homem, desde o momento de sua fecundação até o seu nascimento, desde essa época até o termo fatal de sua existência, vive indubitavelmente debaixo da influência dos agentes que o rodeiam. No primeiro caso, tudo tende a verificar os rudimentos de sua organização a favorecer o seu desenvolvimento e nutrição, e a completar o número de partes que o devem compor. Porém, não está isento, ainda que protegido mediatamente, de causas exteriores, de sofrer impressões que desviem e alterem a sua marcha natural, induzindo muitas vezes à morte. No segundo, exposto inteiramente a inumeráveis causas incitantes, no meio das quais deve viver, está apto a padecer um grande número de males.

A condição de seu organismo é tal que a vida não se pode verificar, senão dependendo intimamente dos agentes exteriores, com os quais tem relações diretas; e um ligeiro golpe de vista, lançado sobre os aparelhos das diferentes organizações que o compõem, basta para reconhecermos essa íntima dependência. O aparelho da respiração, por exemplo, necessita para o seu exercício do ar atmosférico, o da digestão, das substâncias alimentares, e assim todos os mais, segundo os seus respectivos usos.

A vida, pois, fisiologicamente falando, não se deve considerar senão um estado forçado, um simples resultado da ação de certas potências sobre o princípio vivificante, inerente às organizações, um certo número de fenômenos a caracterizam – a sensibilidade, e a contratilidade são os elementos, as causas primeiras, que presidem a todos eles.

Na verdade, ela deve ser contemplada debaixo de dois diferentes estados: um, que constitui a saúde, depende da marcha regular e harmoniosa com que se celebram as funções da economia animal; outro, que constitui a moléstia, é um efeito da desordem e falta de equilíbrio com que elas se fazem; um depende de certa energia nas forças da vida, de inteireza na organização e de certa proporção na maneira de obrar dos agentes, que nos cercam; outro supõe sempre circunstâncias pouco favoráveis e opostas.

Um sem-número de causas morfíbicas e muito diversas nos podem afetar com maior ou menor prontidão, imprimindo em nossa organização um modo de existir muito diferente e análogo à sua ação: aqui se achando dispersas no seio da atmosfera, e em torno de nós – *circunfusæ*; ali postas em contato com o nosso corpo – *applicatæ*; de uma parte introduzidas nos nossos órgãos – *ingestæ*; de outra existindo dentro de nós mesmos, e dependem do desarranjo das evacuações, dos movimentos e das paixões – *excreta, gesta et percepta.*[1]

1. Algumas considerações sobre os termos usados: "A literatura sobre as causas ambientais das doenças mantinha uma orientação empiricista. Naturalistas, médicos de província e membros correspondentes de sociedades científicas eram incentivados a reunir um volume crescente de dados climatológicos e nosológicos, pois grande uti-

Umas, como específicas, obram de uma maneira evidente e são caracterizadas pelo efeito, sempre idêntico, que constantemente produzem – tais são os gases não-respiráveis e deletérios; as emanações, que dão os animais e vegetais em putrefação, servindo-lhes de receptáculo o ar atmosférico, os vapores metálicos, os princípios contagiosos, a peste etc. Outras induzem no organismo animal certa modificação lenta, preparando-nos a tal ou tal moléstia, as quais por isso se têm denominado predisponentes, tais são: a duração de tais ou tais qualidades físicas do ar atmosférico; como frio e seco, quente e seco, quente e úmido, frio e úmido; os lugares, as estações do ano, as idades, os sexos, as constituições etc. Outras, enfim, provocam moléstias de uma maneira indeterminada; como as chamadas causas ocasionais; por exemplo, a passagem brusca de um lugar muito quente para outro muito frio, a supressão súbita de evacuações sejam naturais, sejam artificiais etc.

É fora de dúvida que ar atmosférico pelas qualidades físicas as diversas estações do ano, a situação dos países em que se vive, os alimentos de que se faz uso, as paixões, as profissões, os hábitos etc. imprimem em nós uma disposição tão variável quanto diferentes são as impressões que eles nos fazem. Essa disposição é o que se considera por constituição orgânica, a qual é suscetível de sofrer ainda modificações infinitas, segundo que uma ou duas, e mais das circunstâncias mencionadas obram sobre nós. Toda a economia em geral se ressente. Que notáveis mudanças no exercício das funções vitais, tanto orgânicas como animais? As funções destinadas à propagação e conservação da espécie não nos manifestam igualmente fenômenos bem marcados e submetidos à sua ação? Que série de afecções mórbidas mais ou

lidade prática adviria de tal empreendimento. Lécuyer (1986, p. 70) salienta que o protocolo de observações, originado da tradição neohipocrática, partia das circunstâncias mais gerais até alcançar aquelas particulares ao doente. O bom médico examinava, então, sucessivamente os *circunfusa* (meteorologia, hidrologia, geologia, climas e habitações), os *ingesta* (alimentos e bebidas), os *excreta* (excreções e banhos), os *applicata* (vestimentas e cosméticos), os *percepta* (costumes, sexualidade, higiene pessoal) e, por fim, os *gesta* (movimentos habituais, atividades profissionais)." EDLER, Flávio. De olho no Brasil: a geografia médica e a viagem de Alphonse Rendu. *História, Ciências, Saúde*. Rio de Janeiro, vol. VIII (suplemento), pp. 925-943, 2001. Disponível em: <www.scielo.br/pdf/hcsm/v8s0/a07v08s0.pdf>. Acesso em: 9.8.2007. (N. do E.)

menos determinadas, não explicam a condição do nosso corpo, que se dispõe a tal ou tal moléstia, sob a influência de tal ou tal causa?

As diferentes raças, seu modo de viver, sua religião, seus costumes não explicam bem a grande influência que têm sobre nós os diferentes climas, e os inumeráveis agentes da natureza?

Um indivíduo considerado sob esse ponto de vista não é o mesmo nas diversas habitações do globo; em um mesmo país encontra de lugar a lugar modificações sensíveis, que o tornam diferente: sua sensibilidade se metamorfoseia a um ponto extraordinário; perde certas condições para ganhar outras, e assim sucessivamente; daqui vem que um europeu, por exemplo, transportando-se para América, adquire, por graus, certa indisposição análoga à dos americanos e vice-versa; e querendo de novo ir habitar o seu país natal, deve sofrer impressões mais ou menos gratas de coisas, a cuja influência se tinha desacostumado. Que vantagens incalculáveis não recebemos nós, quando fazemos a justa aplicação desses agentes tão numerosos à nossa natureza, às nossas precisões e às moléstias que nos atacam.

A constituição orgânica, portanto, tem o caráter essencial de ser adquirida, e por isso mutável e sujeita a modificar-se diferentemente, conforme o modo de sensibilidade de cada indivíduo, e a natureza da impressão de diversas causas. É certamente o que a distingue do que se chama temperamento. Este nasce com o homem, é mais durável e depende de uma condição física da nossa organização e de um modo particular de estrutura na formação originária das nossas partes; de maneira que um órgão ou um aparelho se acha mais saliente, mais vigoroso e com predomínio de ação vital sobre todos os mais.

Essa disposição orgânica originária, ou antes *idiocracia*, sobejamente se manifesta no exercício da vida e nas diferentes épocas, desde a infância até a decrepitude; sua existência é indicada por caracteres próprios e relativos ao sistema, ou órgão, cuja ação vital é mais enérgica, e não por diáteses humorais,[2] como conceberam os antigos,

2. Humor: chama-se assim toda a substância fluida de um corpo organizado, como o sangue, o quilo, a linfa etc. In: *Diccionario da lingua portugueza.* Lisboa, No Escriptorio de Francisco Arthur da Silva, 1859. (N. do E.)

quando dividiram os temperamentos em *frigidum et humidum, calidum et humidum, calidum et siccum, siccum et frigidum.*

Essa particular condição do nosso organismo não é, sem dúvida, uma outra origem, de onde muitas vezes recebemos primitivamente, ou por herança, elementos que nos dispõem para sofrermos certas moléstias, quando causas ocasionais ainda muito insignificantes as desenvolvam? Imensidade de fatos o prova. A tísica pulmonar, por exemplo, as escrófulas, o raquitismo, a gota, certas afecções nervosas e outras muitas moléstias facilmente se declaram por causas muito ligeiras em indivíduos predispostos a elas, e com muita dificuldade, ou nunca se manifestam em outros, em quem não existem tais predisposições, ainda que eles se submetam à influência de causas incitantes, que sejam capazes de as desafiarem.

Portanto, vê-se quão precária não é a nossa existência? Da natureza recebemos prodigamente os meios da nossa conservação, dela mesma os instrumentos da nossa destruição, e apenas podemos, à força de grandes sacrifícios, estender mais os nossos dias. A idéia de que somos cosmopolitas dada pelos físicos não deve ser admitida sem limites; por isso que estamos necessariamente sujeitos às impressões de inumeráveis objetos, que nos cercam, e quando o poder de vida que nos anima é inferior à extraordinária ação com que eles nos tocam, forçosamente sucumbimos; um habitante da zona tórrida, por exemplo, poderá impunemente viver e perpetuar-se na zona frígida e vice-versa? Não certamente. Embora tenhamos a vantagem de procurarmos os meios suficientes de proteção, as mais das vezes eles nos falham. A climatização não prova o cosmopolitismo, tomado em toda a sua extensão; aquela supõe sempre uma reação da natureza viva, um esforço útil e saudável, com que ela opera mudanças mais ou menos notáveis para equilibrar-se com a nova ordem de coisas, no meio das quais se acha; este em sentido rigoroso é incompatível com ela mesma, de sorte que podemos muito acertadamente concluir que, por toda a parte, em torno de si, e dentro em si mesmo, o homem vê-se cercado mais ou menos de agentes destruidores e milhares de incômodos mórbidos o podem atacar, não respeitando idade, sexo e habitações, até que por fim a morte, a qual se deve considerar uma verdadeira função da vida, que consome alimento necessário ao seu entretenimento, põe termo à sua existência:

Optima quæque dies miseris mortalibus ævi
Prima fugit: Subeunt morbi, tristis que Senectus,
Et labor et duræ rapit inclementia mortis.
VIRGÍLIO

Acaso o homem será o único dos entes organizados, e vivos, que suporte a influência malfazeja de tudo quanto o rodeia? Sua organização será a única azada a sofrer numerosíssima série de afecções morbíficas? É verdade que o homem não só pela complicação e perfeição relativas de sua economia animal, pela capacidade, desenvolvimento e extensão das faculdades intelectuais que o constituem sublimemente o primeiro dos seres organizados e vivos, como por uma imensidade de circunstâncias sociais, no meio das quais vive, é o mais apto a receber impressões de tudo quanto pode influir sobre ele, e conseguintemente a padecer um maior número de moléstias com maior prontidão; que, desde o berço até o último momento de sua regular existência, vê-se atormentado pelos árduos trabalhos de uma educação física, e moral, oprimido pelas paixões, e suportando o peso de uma vida mais ou menos intensiva. Quantos não sucumbem extemporaneamente, sem terem tocado ainda aquela época em que lhes seria grato apreciar a sua existência! Contudo, os animais e os vegetais, entes igualmente organizados, e vivos são também vítimas de muitos males, segundo o seu modo particular de organização.

Sem entrar em indagações sobre a natureza de cada um deles em particular, o que pertence à anatomia comparada e à botânica, que felizmente têm chegado hoje a um grau eminente de perfeição e dado brilhantes luzes, direi somente, e de passagem, que, da mesma sorte que o homem, estão submetidos à influência dos climas, às vicissitudes atmosféricas, às estações do ano e a outras muitas causas. A sensibilidade, elemento essencial da vida, diversamente modificada em tantas organizações quanto os seus gêneros e inumeráveis espécies e variedades, pode ser afetada diferentemente, apresentando aos olhos do observador condições próprias e análogas aos lugares aonde vivem; e os alimentos de que se nutrem lhes imprimem qualidades sensíveis; daí, as suas diversas constituições orgânicas.

Mas se nós não podemos existir, senão em climas, nem viver independentes do ar atmosférico, e subtraídos aos outros seres que nos rodeiam; se, sem alimentos, não podemos manter nem reparar a nossa organização; se o exercício, o descanso e as paixões nos são indispensáveis; se por toda a parte, enfim, encontramos em todos os produtos da natureza meios para a nossa conservação e saúde; meios que nos tornam enfermos, alterando o organismo animal e meios de cura e restabelecimento; qual deverá ser a nossa conduta para tornarmos mais durável e menos penosa a nossa existência? É sem dúvida, que, seguindo convenientemente os verdadeiros dogmas de uma higiene pura, fazemos o nosso estado de saúde mais estável, prolongamos a nossa vida até o ponto possível e preservamo-nos da impressão de coisas que podem prejudicar, reduzindo-nos à triste e forçosa necessidade dos socorros da arte.

Se a terapêutica se deve contemplar um objeto importante da ciência médica, porque combate as moléstias e restabelece a saúde perdida; em que consideração não se deve ter a higiene, a qual previne imensos males e conserva a saúde? Que proveito manifesto não recebemos nós e que desgraçadamente não apreciamos, quando conhecendo o perigo e seus funestos efeitos o evitamos, pois como diz Sêneca: *Pluris est labentem sustinere, quam lapsum erigire*? Que melhoramento decidido não ganhamos, que importantes serviços, nascidos de filantropia, não fazemos à humanidade, e de que toda a posteridade será reconhecedora quando diminuímos o prodigioso número de causas morbíficas e tornamos saudável um país, que não o era? Não é menos da terapêutica que da higiene que tiramos os principais instrumentos para combater as epidemias, as endemias e até a peste? O exercício daquela se verifica em cada um dos indivíduos em particular, e o da higiene não só diz respeito a cada um deles, mas a todos em geral; não é especialmente neste último caso que a higiene pública deve merecer toda a preponderância e atenção da parte das autoridades encarregadas de vigiarem sobre a conservação e saúde dos indivíduos?

A saúde é, sem contradição, o mais precioso bem que podemos possuir, e para cuja conservação é mister haver boa conduta na aplicação dos agentes necessários à nossa existência; por isso que a perdemos com tanta facilidade, tamanha é a dificuldade que encontramos para a restaurarmos: ela supõe sempre, quando não extintas, ao menos diminuídas em grande número as causas que a deterioram; é ela quem faz a felicidade da nação, conservando a preciosa vida aos soberanos, concorrendo à prosperidade e aumento das ciências e das artes, do comércio e agricultura, e mantendo o vigor e a energia dos povos: sem ela o homem é um ente desgraçado e torna-se um objeto de compaixão e de horror até para com os outros homens; sem ela, enfim, diz o Doutor Burnet: *reliquas plus aloes quam mellis habent.*

Que respeito e veneração não se tributaram, nos tempos da Antigüidade, à Filha de Esculápio e de Lampetie, a Rainha da Medicina? Os gregos lhe deram o honroso nome de Deusa da Saúde, classificando-a ao número das divindades, como o bem mais precioso de que podem gozar os mortais. Os romanos a contemplaram como tal e receberam em sua cidade, erigindo-lhe um soberbo templo sobre o monte Quirinal, como aquele de onde emanava a felicidade dos povos e dependia a saúde do Império. Uns e outros nos transmitiram belos tratados sobre preceitos de higiene. Os Hipócrates, os Hoffmans, os Celsos, os Galenos e outros muitos dos antigos e modernos nos dão provas mais que suficientes não só da importância e necessidade dos meios higiênicos, mas também da suma utilidade que tiramos da sua boa aplicação.

Depois dessas considerações, passo a tratar da Cidade do Rio de Janeiro, dando uma descrição das diferentes causas, que podem influir, direta ou indiretamente, na saúde dos indivíduos que o habitam e dos seus efeitos sobre a economia animal, expondo depois as moléstias endêmicas: tais são os dois quesitos principais de que faz menção o aviso expedido da Secretaria de Estado dos Negócios do Reino, cuja participação me foi transmitida pelo conselheiro o cirurgião-mor do Reino Unido, nomeando-me para o desempenho de uma tão alta empresa, como se colige das cópias, que transcrevo. Eu conheço perfeitissimamente quão difícil não é organizar com precisão um quadro topográfico médico; os objetos que o compõem são assaz multiplicados e merecem cada um deles um estudo particular. Todavia, farei, quanto me for possível para satisfazer, o que devo, sem contudo deixar de lembrar-me, a cada momento, vista a sublimidade da matéria, bem como o gênio transcendente, meditações profundas e trabalhos assíduos que exige uma semelhante obra, da sentença do Poeta, quando diz:

Sumite materiam vestris, qui scribitis, æquam
Viribus et versate quid ferre recusent,
Quid valeant humeri.....

Cópia do aviso

Sendo muito conveniente à saúde pública, o perfeito conhecimento das moléstias mais vulgares e mesmo endêmicas de cada uma das províncias deste Reino do Brasil: é El-Rei Nosso Senhor Servido que Vossa Senhoria faça constar a todos os cirurgiões estabelecidos com partidos públicos que devem fazer por uma só vez uma descrição do país em que exercitam a sua profissão cirúrgica a respeito de tudo quanto direta ou indiretamente possa influir na saúde dos homens e dos animais; referindo as virtudes que os respectivos habitantes atribuírem a qualquer produto da natureza e o uso que dele fazem: que em cada uma das estações do ano formem uma conta das moléstias de que se padeceram, suas causas prováveis, seu tratamento e êxito, e apontem os meios que lhes ocorrerem de preveni-las para o futuro, arranjando diários com as mais notáveis observações relativas a esse objeto; sendo de particular atenção os expostos, se os houver naqueles distritos. E ordena o mesmo senhor que Vossa Senhoria remeta a esta Secretaria de Estado dos Negócios do Reino a mencionada descrição e mais contas, que nos seus devidos tempos lhes forem entregues pelos ditos facultativos, em observância das suas reais ordens. O que participo a Vossa Senhoria, para que assim se execute. Deus guarde a Vossa Senhoria. Paço, em 27 de julho de 1819, Thomaz Antônio de Villanova Portugal, Senhor José Corrêa Picanço.

Cópia da participação

Do aviso incluso, que me foi remetido pela Secretaria de Estado dos Negócios do Reino, verá Vossa Mercê o que Sua Majestade nele determina: e ainda que do seu teor se devia conceber que só os cirurgiões estabelecidos com partidos públicos eram abrangidos na ordem que me foi enviada, todavia querendo eu proceder com aquela exação e melindre de que sou capaz, pedi que se me desse explicação competente para minha necessária inteligência; e Sua Majestade foi servido deixar ao meu arbítrio a escolha daqueles cirurgiões, que eram mais capazes pelo seu saber e inteligência de dar conta da comissão, de que seriam encarregados, sem exceção de indivíduos, e de empregos.

Considerando eu, pois, que em Vossa Mercê concorrem todas as qualidades para o desempenho desta instituição a benefício do público e da humanidade e crédito da faculdade, o nomeio para preencher o que Sua Majestade quer e ordena; dando-me conta em cada trimestre que principiarão no dia da data desta participação, para eu, em observância das Suas Reais Ordens, fazer subir à Sua Real Presença o produto das observações, e de tudo o mais que no Seu Real Aviso se determina. Deus guarde a Vossa Mercê. Rio de Janeiro, 28 de agosto de 1819. O conselheiro José Corrêa Picanço. Senhor Domingos Ribeiro dos Guimarães Peixoto.

Prolegômenos

O Rio de Janeiro, situado entre os trópicos longitude 334°, 45’, latitude austral 22°, 54’, 15”, se acha plantado na extremidade mais baixa de uma vastíssima planície. Uma imensidade prodigiosa de serras empinadas e horrorosas o cercam por todos os lados. Essa circunstância não nos parece à primeira vista destinada a garantir a cidade do Rio de Janeiro de freqüentes inundações, se refletirmos um pouco sobre a situação baixa do seu terreno? Esses elevados morros, parecendo-nos oferecer uma grande barreira à destruição do Rio, são todavia prejudiciais, não só porque obstam que os ventos circulem livremente no grande espaço compreendido entre si mesmos, mas porque servem de escoadores às copiosíssimas águas que recebem das chuvas, as quais em parte são recebidas em muitos e caudalosos rios que se dirigem ao braço de mar, entremetido em forma de baía; em parte alagam mais ou menos o terreno, o qual acumulado de mais a mais das águas que recebe das mesmas chuvas não as pode escoar livremente pela sua situação baixa e irregularidade de sua superfície; em parte finalmente se demoram nas bases dos ditos morros, de ordinário muito aproximados, do que resulta: *primo*, a estagnação do ar atmosférico, e sua decomposição; *secundo*, as freqüentes evaporações.

Entre os morros que existem na Cidade e dignos de serem apontados com particularidade, o do Castelo apresenta incontestavelmente os maiores inconvenientes; porque não só tira-lhe aquela elegância de vista, que aliás poderia ter, impede consideravelmente que ela seja banhada pela viração, que é dos ventos o mais constante e o mais saudável, mas conserva por muito tempo na sua base as águas que recebe das chuvas, ao que contribui tanto a qualidade de uma terra barrenta de que é em grande parte composto, como os edifícios situados em volta dele, que embaraçam a corrente das águas, de maneira que essa porção do terreno da cidade quase constantemente úmida, e abafada, é nociva à saúde dos seus moradores.

Sobre ele está edificado o convento, que noutro tempo fora dos jesuítas e hoje serve de Hospital Militar: um hospital colocado em semelhante sítio não deixa de ser nocivo à saúde pública, por isso que sendo batido constantemente pelos ventos, estes trazem consigo para o interior da cidade os miasmas que nele existem, de sorte que, sendo uma bela e proveitosa situação para aqueles doentes, o é, sem dúvida, prejudicial para o público.

Demais o aspecto temível e ameaçador desse morro, que se nota especialmente na sua face correspondente ao mar, não merece por todos os respeitos as mais sérias providências?

O morro de Santo Antônio, não menos que o do Castelo, está na mesma razão, e assim alguns outros; é de lastimar-se o grande espaço de terreno perdido que ambos ocupam com nenhuma vantagem, podendo ser substituído por edifícios, e então que pontos de vista, e de utilidade pública não forneceriam à cidade, vindo a participar do refrigério, e das benéficas influências que produzem os ventos que aqui reinam cotidianamente?

A situação baixa do pavimento da Cidade prova-se pela pouca altura de um pequeno número de polegadas sobre o nível do mar e a irregularidade de sua superfície é evidentemente demonstrada: supõe-se, por exemplo, o largo de São Francisco de Paula da altura de cem polegadas: relativamente ao largo do Paço junto ao cais e a preamar, e a rua dos Pescadores na embocadura da rua Direita; aquele dá de diferença de nível para menos 82, 8, este 49, 5, e relativamente às extremidades, correspondentes ao campo de Santana, das ruas desde o Piolho até São Joaquim, há notáveis variações: a da rua do Piolho apresenta de menos 11, 4, a dos Ciganos 7, a do Alecrim 1, a dos Ferradores 15, 8, a do Sabão 16, 0, a de São Pedro 13, 1, a de São Joaquim 11, 9; de maneira que o Largo de São Francisco de Paula vem a ser o ponto mais alto da cidade propriamente dita: digo propriamente, porque há alguns outros pontos, ainda mais altos do que o mencionado, como são alguns dos sítios de Santa Teresa e estrada de Mata-cavalos, as embocaduras das ruas do Sabão, de São Pedro na Cidade Nova etc.: além do que as ruas mencionadas, desde um a outro extremo, mostram na sua continuidade muitos pontos de elevação, e de abatimento, ao que contribui o não estarem bem calçadas: conseguintemente a cidade é toda ela pantanosa, as águas de chuvas que recebe, não podendo ter saída para o mar, por falta de escoante, e de aquedutos suficientes, aí se demoram e são evaporadas pelo calor do sol.

A disposição dos edifícios é muito pouco favorável; o maior número deles são mal construídos e não têm a duplicada vantagem de uma habitação saudável, e de darem à cidade aquela vista linda e agradável que lisonjeie os seus habitantes; o seu pavimento estando quase ao nível do da cidade, e em alguns sendo ainda mais baixo está claro que tais habitações devem ser muito úmidas e sujeitas a serem banhadas pelas águas das chuvas, quando aturadas e fortes. As ruas, geralmente falando, são estreitas, e essa condição faz com que o giro dos ventos seja pouco favorecido e se sinta, *in maximum*, o calor do sol; não há aquele desafogo de que somos advertidos quando passamos por alguns lugares, que se devem antes reputar saídas da cidade, tais como a denominada rua larga de São Joaquim, a dos Ciganos, Lavradio, e Ajuda em certa distância. Segundo a sua direção, umas devem participar da viração, outras do terral; as primeiras encontram os dois morros do Castelo e de Santo Antônio, particularmente aquele, que lhes obstam mais ou menos essa circunstância tão vantajosa, quão saudável, por cujo motivo da irregularidade com que é distribuída a viração nas ruas correspondentes e mesmo da falta dela em algumas resulta que sentimos alternativamente impressões estranhas que nos incomodam sobremaneira; as segundas recebem princípios nocivos e deletérios emanados das imundícies das praias e de certos lugares tocados pelo terral.

A constituição atmosférica de ordinário é quente e úmida, e algumas vezes, sobretudo no inverno, é fria e úmida. As duas matérias, calórico e água, estão quase sempre em estado livre na atmosfera, principalmente a água, cuja existência efetiva é demonstrada pelo higrômetro e experimentada por nós todos. Entretanto, parece que muitas causas favorecem essa condição; tais como a situação baixa da cidade, seu terreno constantemente úmido e a falta de liberdade no giro do ar e sua estagnação.

O peso do ar atmosférico é marcado no barômetro entre 29 a 30 polegadas, e algumas vezes mais, e posto que este instrumento não regule aqui exatamente, contudo, pode-se dizer que o ar é muito pesado.

As suas vicissitudes ou variações são muito freqüentes, ainda mesmo se deixam ver e sentir-se os seus efeitos sempre nocivos, em um mesmo dia; umas vezes são consideráveis e se apresentam rapidamente, outras vezes são mais ligeiras e com lentidão. O estado do céu é ordinariamente nebuloso; as trovoadas são freqüentes, e sobretudo no verão, umas são secas, o que poucas vezes acontece, outras pressagiam e acompanham as chuvas, as quais se chamam chuvas de trovoadas e são mais ou menos fortes, e mais ou menos abundantes. A atmosfera perde muito assídua e facilmente o seu poder dissolvente, que mantinha a água em dissolução com os seus princípios constituintes, daí a rotura do seu equilíbrio; e não é de admirar que prontamente se formem pontos nebulosos, que engrossam em espessas nuvens, as quais ou permanecem nesse estado e tornam o ar sumamente pesado e úmido e um dia sombrio, ou se convertem em chuvas mais ou menos grossas.

A respeito da quantidade determinada de sua eletricidade, não posso dizer coisa alguma com precisão, porque me falta o instrumento próprio, ou o eletrômetro; porém, pelo que acabo de expor, ela apresenta notáveis variações na sua distribuição; e uma atmosfera tal qual venho de descrever, bem se deixa ver que é negativamente eletrizada no maior número de vezes. Todos os corpos da natureza contêm certa quantidade de fluido elétrico, o qual, dadas certas circunstâncias, é suscetível de passar de uns para outros com tanta velocidade quanto é a sua sutileza e atividade, e em conseqüência o nosso corpo, segundo a atmosfera, negativa ou positivamente eletrizada, lhe rouba ou lhe distribui, sofre modificações úteis ou nocivas, conforme mais perde ou recebe.

Os ventos que aqui reinam cotidianamente, e os mais ordinários, são o terral e a viração; aquele tem lugar pela manhã, e tira a sua origem do quadrante do Nordeste, e algumas vezes do Noroeste, e nesse caso é muito mais durável; a viração lhe sucede com muita demora e apresenta pouca atividade, daí os grandes calores, particularmente no verão: esta principia das dez horas da manhã por diante, tem a sua origem regularmente do quadrante do Sudoeste e é mais ou menos forte, mais ou menos durável. Contudo, essa marcha se interrompe repetidas vezes, havendo trovoadas, quer de manhã quer de tarde. Que irregularidades não se notam? No verão, as trovoadas são muito freqüentes à tarde e partem do quadrante do Nordeste; e algumas vezes do Noroeste, é então que elas caem com bastante força e intensidade; aquelas, porém, que se anunciam pela manhã, são tão fracas quanto raras; no inverno são do quadrante do Sudoeste e Noroeste e têm lugar ordinariamente de tarde, e só nas conjunções de Lua que se manifestam muitas vezes de manhã e com pouca energia. Os ventos que sopram do quadrante do Sul até o Sueste, e sobretudo do Susueste, e Susudoeste, trazem constantemente grandes chuvas, a atmosfera faz-se úmida e carregada, e o dia torna-se sombrio.

A respeito das águas, de que os habitantes da cidade fazem uso, a do Chafariz da Carioca, das Marrecas e do Passeio Público é ótima e parece ter as condições de uma boa água; sua origem provém de muitas fontes que vertem do alto de um grande morro denominado Corcovado, de onde precipitadamente cai, sendo sobremaneira batida, pela desigualdade dos lugares por onde passa e força com que é lançada. Exposta ao ar livre, ela recebe os raios da luz e caloríficos emanados do Sol, até que ultimamente é recebida em canos, que a conduzem para a cidade, sendo estes em certa distância divididos e distribuídos para os diferentes chafarizes mencionados e alguns outros. Acontece quando há grandes chuvas tornar-se turva e com um sabor desagradável; o que depende de sua mistura com uma substância barrenta, seja antes de sua introdução nos canos, seja dentro deles; do contrário, não contém princípios heterogêneos sensíveis. Seu grau de temperatura comparada ao da atmosfera anda entre 60 a 70 graus ordinariamente.

A água do chafariz do Campo de Santana não pode ser avaliada, porque apresenta impuridades, em conseqüência de não estar completo o seu encanamento, a menos que se não tire imediatamente de sua origem, aonde se lhe notam boas qualidades.

As estações são assaz irregulares e não se podem determinar precisamente as épocas do inverno, primavera, estio e outono; rigorosamente falando, contam-se somente o inverno e o estio; o primeiro é muito moderado e principia de ordinário em fins de março e o segundo, em fins de setembro, e é muito intenso; essas duas estações dividem de alguma sorte o ano, e tão rapidamente se sucedem que é impossível apreciar a primavera e o outono. Todavia, o inverno e o estio não dão sempre efeitos constantes; as grandes chuvas muitas vezes acontecem no estio, bem como se sente, durante o inverno, bastante calor. Ao que se deve, pois, atribuir essa modificação? As estações dependem essencialmente do sol, segundo se acha afastado ou aproximado do nosso pólo, esse astro deve espalhar sobre a terra maior ou menor quantidade de calórico e luz, e então devemos sentir sempre os efeitos do excesso ou a diminuição desses dois agentes tão necessários e cuja influência desenvolve manifestamente fenômenos físicos e orgânicos que distinguem e dão o caráter às estações. Sem dúvida, a particular situação do país, e sobretudo o ar atmosférico pelas suas qualidades físicas, podem modificar a ação que as estações devem exercer sobre nós, de maneira que, durante o estio, coincidindo um ar quente e seco, deve-se sentir a ingrata e nociva impressão de um calor ardente; mas se a constituição atmosférica for úmida, essa condição física do ar, moderando a atividade do verão, servindo-lhe por assim dizer de reator, deve-se sentir ao contrário a impressão de frescura.

Das variações repetidas por que passa o ar atmosférico e da falta de equilíbrio entre ele e as estações, depende talvez o não podermos apreciar exatamente as estações; estas têm sobre nós uma influência tão particular e tão decidida, da mesma sorte que o ar atmosférico; a natureza desses dois agentes é muito diversa; a atividade de um provém de elementos que emanam do sol, a do outro, de suas qualidades termométricas e higrométricas; mais constantes, as estações nos imprimem uma constituição própria e mais duradoura que nos dispõe a certas moléstias, entretanto, o ar atmosférico suscetível de diversas modificações nos deve dar impressões diferentes, e mais ou menos rápidas.

A cidade, pois, como vimos, se deve considerar uma habitação baixa e úmida, conseguintemente oferecendo uma série de circunstâncias físicas que devem influir nos seus habitantes de uma maneira positiva. A camada do ar atmosférico que enche o fundo da espécie de bacia que ela representa existe de ordinário em calma, e raríssimas vezes se lhe notam aquelas agitações, ou movimentos, que são tão freqüentes e tão fortes nos países elevados; essa condição é até certo ponto modificada pelos ventos; e mal dos habitantes do Rio, se a natureza lhes não prodigalizasse esse refrigério, que contrabalança o estado ordinário do ar ambiente, impregnado de mais a mais de princípios nocivos, como ao diante direi, e que estabelecem outras tantas causas mórbidas.

As águas que ficam estagnadas, por não terem livre expedição para o mar, bem como as que se encontram em pouca profundidade do terreno, alteram muito pronta e notavelmente o ar e o fazem quase constantemente úmido; essa qualidade física é também favorecida pela proximidade do mar, que favorece contínuos vapores à camada inferior da atmosfera, de cujos efeitos participamos, em razão da pouca altura do terreno sobre seu nível. Por isso, observamos sempre a atmosfera carregada de nuvens mais ou menos espessas, que a compreendem ou em totalidade, ou em parte, o que tem lugar mais para a tarde e noite do que pela manhã.

Outra circunstância atendível é que os morros, e sobretudo o terreno úmido, são muito favoráveis para receberem os raios do sol, absorverem e concentrarem a matéria do calor, que, durante a noite, aquece mais ou menos a atmosfera. Além do que a terra assim umedecida e quente deve sofrer certo movimento intestino, que desenvolve certa quantidade de calórico, ao mesmo tempo em que explica bem a sua fertilidade.

O ar atmosférico, cuja constituição ordinária é quente e úmida, induz nos nossos órgãos impressões que alteram a marcha regular de suas funções e é, sem dúvida, uma das causas de moléstias muito freqüente. Aqui a umidade é um elemento constante que dá ao ar um caráter particular; unida com a matéria do calor, destrói e neutraliza, por assim dizer, o poder excitante específico desse agente ativo, de cuja combinação resulta uma nova força, que obra de uma maneira eminentemente debilitante. No meio de uma atmosfera, sentimos quase sempre a impressão ingrata, e nociva de um vapor tépido, que deve fatigar os órgãos cutâneo e pulmonares e, em conseqüência, todo o sistema; e pelas repetidas variações por que passa o ar relativamente a umidade que ele contém em maior, ou menor cópia, sentimos também impressões diferentes, umas vezes de grande calor, outras vezes de um frio aparente, porque semelhante sensação depende da mudança rápida de temperatura e da passagem extraordinária de um ar mediocremente úmido para outro sobrecarregado ou saturado de umidade.

É debaixo da triplicada condição de sua situação gráfica, de sua habitação baixa e úmida e de uma atmosfera de ordinário quente e úmida que os habitantes da cidade do Rio devem adquirir imperiosamente uma constituição orgânica particular e análoga a essas diversas circunstâncias. O modo peculiar de exercício com que se celebram neles as funções da vida explica bem o enfraquecimento nas propriedades vitais, sensibilidade, contratilidade e tonicidade que presidem e animam os diferentes aparelhos orgânicos de que se compõe o sistema em geral.

Assim, o aparelho gástrico apresenta pouca energia, o apetite é pouco desenvolvido, a quantidade de massa alimentar necessária para reparar as perdas diárias é pequena relativamente; há precisão de associar-lhe a pimenta, ou outros condimentos, que desafiem o apetite; as matérias alimentares são elaboradas muito lentamente; a digestão é incômoda e penosa; a absorvência dos elementos nutritivos faz-se com escassez, em conseqüência do que é maior a abundância de seus resíduos.

O aparelho linfático absorvente não tarda a manifestar logo aos olhos do médico observador os efeitos da impressão que nele produz a mesma causa debilitante.

Os absorventes periféricos, expostos quase constantemente à umidade, de que o ar atmosférico está sobrecarregado, oprimidos pela sua gravidade específica, chupam, em um tempo dado, grande quantidade de moléculas aquosas, que aumentam consideravelmente o peso do nosso corpo, seguindo-se certa moleza e inaptidão no exercício dos órgãos. Essa maior absorvência não explica, decerto, maior atividade e vigor dos absorventes, antes sim que a soma dela é mais considerável, e a razão desse fenômeno achamos na qualidade higrométrica da atmosfera, que é assaz manifesta; embora se admita que ela depende da maior energia dos absorventes; então estes excitados e postos em ação interruptiva devem cair em torpor e tornarem-se débeis; e um grande número de fatos provam a prontidão e preferência com que se transtornam as funções desse aparelho nos países úmidos e pantanosos. A absorvência da superfície mucosa do aparelho digestivo é também pouco ativa, e a intersticial sobretudo apresenta efeitos bem evidentes e característicos de sua atonia; na verdade do enfraquecimento dessa ordem de vasos depende, como direi, a maior parte das moléstias crônicas, endêmicas do país que habitamos.

A respiração e a circulação igualmente dão indícios da mesma impressão. A respiração é mais laboriosa e fatigante; os pulmões submetidos à influência de um ar quente e úmido devem forçosamente enfraquecer-se e, conseguintemente, tornar-se imperfeita a oxigenação do sangue através de seu parênquima. Essa condição dos órgãos pulmonares, unida àquela de sua exposição às freqüentes alterações, ou vicissitudes atmosféricas, são causas predisponentes e ainda mesmo determinantes das moléstias, que de ordinário atacam esses órgãos tão importantes à vida e decidem muito bem da facilidade com que aqui se declara a tísica pulmonar, a qual se deve considerar bem assim uma das moléstias endêmicas. A mucosa oftálmica, a que forra a boca posterior e a pituitária, pela continuada exposição a essas vicissitudes, fornecem repetidas vezes exemplos de alterações fluxionárias, sobretudo a pituitária, a qual, mais disposta, existe quase sempre em um estado de reuma. Da imperfeição com que se celebre a função respiratória, resulta um sangue pouco oxigenado e pouco estimulante, que deve excitar inconvenientemente o coração e, portanto, vir a enervar-se a circulação.

Com efeito, seja que o ar atmosférico não contenha, em uma dada quantidade, a porção de oxigênio necessária para empregar-se na combustão pulmonar, o que depende de mil circunstâncias, seja que os pulmões fatigados da impressão de um ar quente e saturado de umidade não possam exercer energicamente a função a que foram destinados, o sangue arterioso não apresenta às organizações, que deve penetrar, aquela condição animante e incitante que faz os indivíduos vigorosos e robustos: o coração é o primeiro a manifestar essa inópia pela languidez de suas contrações; depois o sistema arterioso, cujo movimento é pouco ativo, o que indica um pulso mole, pequeno e tardio. O descoramento da pele e o semblante menos vivo e menos animado na maior parte dos indivíduos bem mostram a pouca atividade das funções mencionadas e a penúria de seus sangues. O sistema capilar participa do estado de fraqueza do coração e das outras organizações; a atonia das forças vivas que o animam é demonstrada evidentemente pela freqüência de congestões, que afetam com prontidão um caráter crônico; as congestões sanguíneas genuínas ou inflamatórias agudas não são tão ordinárias; e a veia porta é muito sujeita a embaraço de circulação.

Se o sangue é quem fornece a maior parte dos princípios necessários para a nutrição dos órgãos, e se a nutrição destes está na razão direta da quantidade e qualidade do sangue, é evidente que, sob a influência das causas mencionadas, a nutrição deve igualmente tornar-se lânguida e frouxa: a pouca firmeza, que se nota na compaginação dos órgãos, o fraco desempenho no exercício de suas funções e certa displicência que experimentam, em geral, os indivíduos, tudo anuncia a lentidão dos movimentos assimiladores; o processo de sanguificação, ou transmutação do quilo a sangue, faz-se vagarosamente; e da pouca energia na celebração desse fenômeno resulta um sangue menos concrescível e menos vivificante, o que muitas vezes se observa. Segue-se, portanto, que as sangrias devem ser aqui pouco freqüentes e prescritas com muita circunspecção, com especialidades aquelas que têm uma ação direta sobre o sistema sanguíneo.

Como as duas matérias, calórico e água, as quais combinadas formam a constituição atmosférica, existem em quantidades diversas e variáveis e em estado mais ou menos livre, acontece que o ar, segundo é mais quente, ou mais úmido, deve influir diferentemente sobre os aparelhos das secreções. O órgão cutâneo é o que recebe primeiramente a sua impressão mais ou menos estimulante; no primeiro caso, o excitamento é vivo, as forças da vida adquirem maior energia e os seus movimentos são mais precipitados; a transpiração aumenta-se consideravelmente, e dessa direção de forças para a periferia provém, por assim dizer, o abandono dos órgãos internos, particularmente os da assimilação; a secreção biliosa ganha maior incremento; o fígado, excitado singularmente pelo calórico atmosférico, é suscetível de congestões fluxionárias, e então as febres gástricas se declaram com muita facilidade; a secreção urinária diminui, e a cor carregada das urinas, bem como a forte sensação de calor, que se acusa na sua excreção, anunciam a espécie de irritação, em que estão os órgãos renais: no segundo caso, porém, há diminuição notável de transpiração, absorvência da umidade acumulada no seio da atmosfera e aumento de secreção urinária; o órgão hepático perde aquele orgasmo, que fazia avultar a sua função, e as secreções mucosas, além de crescidas, tornam-se mais aquosas. Esses efeitos opostos, sendo repetidos e revezados rapidamente, que danos incalculáveis não se devem seguir?

É incontestável a modificação pela qual passa o sistema nervoso; a sua mobilidade é transcendente e complica, cedo ou tarde, quase todas as moléstias, dando a maior parte delas o caráter anômalo; a sensibilidade geral diminuída, é menos acessível às impressões externas, e a cuja diminuição se deve atribuir a pouca vivacidade das funções cerebrais, e certa indisposição a aplicações de espírito. A inaptidão ao exercício e a fadiga que se sente durante este bem mostram a insuficiência da força contrátil do sistema muscular, cujas propriedades vitais participam da mesma condição. A debilidade e prostração de forças mais ou menos notáveis em muitas moléstias, especialmente febris, sem, contudo, terem precedido grandes perdas de líquidos, por evacuações imoderadas, ou, ainda mesmo, sem terem decorrido dias para que um fastio horroroso se repute causa, bem assim a longa e penosa convalescença que de ordinário se necessita são outras tantas provas da atonia do sistema muscular.

Além das causas já mencionadas e seguidas da exposição de seus efeitos na economia animal, há outras de muita importância e que merecem, com justa razão, ser designadas causas morbíficas. Todos sabem que, depois da Feliz Chegada do Nosso Augusto Soberano e de Sua Real Família, o Rio de Janeiro tem adquirido um melhoramento indizível e nunca esperado; de um país malfazejo e inabitável, por assim dizer, se tem tornado um país mais saudável; que se tem dado a benefício da saúde pública as mais prudentes e sábias providências. Entretanto, ainda há muito a desejar e seria um impossível que, em tão pouco tempo, se desse plena satisfação a tantos objetos de que se compõe a higiene pública; que se beneficiasse um país, destruindo as causas que o deterioram e o fazem doentio; que, enfim, se abolissem coisas que o costume e prejuízos têm feito introduzir.

Considero pois causas morbíficas:

1°. As emanações de miasmas provenientes: 1°. De um sem-número de vegetais mortos nesses grandes matos próximos à cidade e que a rodeiam, sendo, aliás, os vegetais, enquanto vivem, de reconhecida utilidade pela saudável exalação do gás vital, e por isso necessária a sua conservação para corrigir a atmosfera alterada por tantas causas de corrupção; 2°. Das águas estagnadas em muitas ruas, quintais e áreas; 3°. Das imundícies em algumas partes do Campo de Santana, na extremidade da Rua da Pedreira, correspondente a São Francisco de Paula, na Rua da Barreira, e outros muitos lugares, desgraçadamente abandonados ao despejo; nas praias, o que contribui, decerto, a falta de cais; e em geral dependentes do desasseio da cidade; 4°. Dos cadáveres prodigamente sepultados nas igrejas, por uma mal-entendida devoção, e o mais é que não se renovam as sepulturas, as quais são, além disso, pouco profundas: 5°. Das cadeias, dos canos, das cavalariças e cocheiras entulhadas de estercos e da vala: essa destinada a receber as águas do chafariz da Carioca, quando são abundantes, e a evacuar a cidade das águas que recebe das chuvas é insuficiente e torna-se um receptáculo, de onde partem eflúvios pestíferos pelas imundícies, que se lhe ajuntam, e despejos que fazem os moradores vizinhos dela a ponto de a entulharem e impedirem a corrente das águas, o que manifestamente se observou, há pouco tempo, quando se tratou da sua limpeza e conserto; esse benefício, sempre memorável, deve ser renovado, ao menos, anualmente; porque desse modo se evitam os prejuízos que ela pode dar em caso idêntico: 6°. Enfim, do matadouro, o qual, colocado em um dos lados da cidade e batido plenamente pela viração, deve ser muito nocivo, porque esta traz consigo envoltos os princípios de corrupção que se elevam daquele lugar, tão reconhecidos por todos pelo mau cheiro que causam; e são notáveis os danos que podem determinar, alterando a pureza do ar.

2°. As numerosas oficinas de ferraria no interior da cidade, que desenvolvem, por meio da combustão, grande quantidade de gás ácido carbônico, aumentam consideravelmente a temperatura atmosférica e tornam o ar impuro e incapaz de servir à respiração de uma maneira saudável, pela sua decomposição.

As numerosas padarias, relativamente aos grandes fornos e a muita poeira, quando peneiram o trigo; no primeiro caso, está expendida a razão, e no segundo fica o ar impregnado de partículas grosseiras, e estranhas, que devem afetar inconvenientemente os órgãos da respiração.

Os fabricos de velas de sebo, de fogos, e de tabaco, as oficinas de tanoaria, os caldeireiros, surradores e os que preparam couros de bois para fazerem sacos empregados ao transporte do sal para as minas, e outras partes, determinam a insalubridade do ar, portanto são prejudiciais no interior da cidade.

Os fogões, que se notam à entrada de muitas tavernas com o fim de frigirem peixe, e outras especiarias, merecem ser abolidos pelo muito que incomodam os moradores vizinhos. A muita fumaça que disso resulta, o cheiro ingrato de graxa do Rio Grande, de que ordinariamente se servem para semelhantes guisados, e o mais a deterioração do ar são motivos urgentes que provam o prejuízo que dão tais fogões, de mais a mais sem condutores, que dirijam altamente o fumo, como são as cozinhas em cada uma das casas em particular.

3°. A chegada dos escravos deve ser um objeto de suma consideração; o seu depósito em Valongo é inteiramente nocivo. Os escravos naturais de países pouco sadios, e onde reinam freqüentemente moléstias epidêmicas e contagiosas, devem trazer o fermento delas, o qual, dadas certas circunstâncias, desenvolve moléstias análogas, o que tem acontecido, ainda mesmo, em viagem, seguindo-se grande mortandade; acumulados em armazéns pequenos e muito pouco ventilados, devem alterar a pureza do ar pela imundície que larga, e determina essa casta de gente e amontoada; submetidos à influência de um clima novo e estranho, devem experimentar uma nova ordem de movimentos, que favorece o desenvolvimento do chamado maculo, ou corrupção[3] da disenteria, diarréia, oftalmias rebeldes, febres mucosas e catarrais, escorbuto, edema, reumatismo fibroso, tumores purulentos, o mal de estômago, bexigas, sarampo, sarna, que apresenta o caráter contagioso, e outras erupções de pele, que se fazem crônicas: os doentes ali mesmo são tratados promiscuamente com os sãos; e grande parte deles perece. Esses fatos não mostram os danos que causam à saúde a situação dos escravos em Valongo destinados à venda pública? Os moradores daquele lugar poderão sofrer impunemente os males que promovem semelhantes vizinhos? Valongo sendo noutro tempo um sítio de boa acomodação para os escravos terá hoje a mesma vantagem, se ponderarmos quanto a cidade e a população têm aumentado? Ou será para os mesmos escravos uma habitação proveitosa? Não seria melhor que eles estivessem retirados e lá se distribuíssem à venda pública; que os doentes fossem tratados separadamente para não contaminarem os sãos, e que estes se vendessem exclusivamente, assim como os restabelecidos, evitando-se, desse modo, a comunicação de moléstias contagiosas por famílias, como tenho observado?

4°. O abuso de licores espirituosos, de bebidas fermentadas e dos prazeres de Vênus; o excesso de mesa e o uso do peixe, principalmente salgado, e outros alimentos farináceos, salgados, muito adubados e preparados com fortes condimentos; o uso imoderado do café, do mate e do chá; o descanso e a ociosidade extremos a que se entregam, sobretudo as mulheres; os banhos tépidos introduzidos tão familiarmente e tomados todos os dias.

5°. A educação física, que dão às crianças a maior parte da gente do país, considerada de qualquer maneira, é assaz repreensível e digna de lastimar-se; eu a contemplo uma origem fecunda de muitos males, pelos infinitos erros e prejuízos, que se praticam repetidas vezes na apli-

3. O maculo, moléstia endêmica daqueles países e epidêmica, consiste no relaxamento e torpor de intestinos nos máxime do *rectum*, com dilatação maior ou menor do orifício do ânus, pela paralisia do seu esfíncter; é acompanhada de sintomas adinâmicos e do marasmo e quase sempre é mortal. O maculo reconhece por causa os vermes, ou depende de algum princípio, cuja ação deletéria obre especificamente sobre a sensibilidade do tubo digestivo. (N. A.)

cação dos meios higiênicos: aqui há o péssimo costume entre muitos de darem às crianças, logo depois de nascidas, a banana de São Tomé assada simples, ou com azeite, debaixo do frívolo pretexto de evacuarem o mecônio, e muitas vezes prolongam o seu uso, fazendo, assim, uma parte do seu sustento: a banana é um fruto incompatível com as forças digestivas de uma criança recém-nascida; e deve necessariamente determinar indigestões, cólicas, saburras de primeiras vias, diarréias verdes, lombrigas, e outros incômodos, que explicam as alterações morbíficas dos órgãos gástricos e pela mútua dependência destes com o sistema vascular absorvente, vem em conseqüência a aparecer a obstrução, ou a induração das glândulas mesentéricas, cujo estado é muito difícil emendar-se, e de ordinário morrem desgraçadamente, como tenho observado. Que melhor alimento, e ao mesmo tempo evacuante, tão natural, tão suave e adequado às circunstâncias do recém-nascido, como o próprio leite materno, ou outro equivalente?

É sobre o aleitamento que se cometem os maiores absurdos. As mães têm, a todos os respeitos, o primeiro direito e a obrigação forçosa de amamentarem seus próprios filhos; a natureza reclama esse tributo, aliás tão honroso; a razão e a religião mostram com evidência quão justo e proveitoso não é o seu desempenho, porém elas, ou porque vivem na opulência e cheias dos bens da fortuna, que lhes facilita a satisfação de seus desejos, ou porque se deixam seduzir pelos prejuízos de educação, por caprichos e outras paixões, hesitam comumente de o praticarem e então não preenchem devidamente o fim de mães, dando complemento à tarefa que lhes confiou a providência. Os filhos assim como necessitam, durante os primeiros nove meses, do sangue de suas próprias mães, com as quais contraem íntima dependência, do mesmo modo, desde o momento em que nascem até certa época, exigem de preferência o leite materno, por ser aquele que melhor se acomoda às suas forças e necessidades: o aleitamento materno lhes fornece muitas vantagens, que se não encontram nas amas mercenárias; ele solidifica o amor dos esposos e torna os filhos mais gratos e reconhecedores, em todo o tempo, dos benefícios que receberam de suas mães; quão desagradável e humilde não é, pois, para uma mãe que se escusa a esse dever sagrado seu filho inclinar-se mais para uma outra mulher do que para si?

Além disso, da transgressão a esse dever resulta uma infinidade de males relativos tanto às mães, como a seus filhos, particularmente em um país tal qual venho de descrever, e muitas das moléstias que atacam os seios e o útero, bem como as crianças nos primeiros tempos do seu aleitamento, dependem de semelhante causa: assim os seios podem com muita facilidade ser a sede de inflamações erisipelatosas, em virtude da demora e distensão considerável que determina o leite, de abscessos, cirro, cancro e de uma inchação singular pastosa e crônica bem conhecida neste país: o útero, fatigado pelo esforço de nove meses, enfraquecido pelos esforços que empregara no parto, devendo convenientemente desonerar-se pelos lóquios dos fluidos que lhe são heterogêneos, sua sensibilidade e irritabilidade sendo extremas, conseguintemente mais disposto, deve ressentir-se nimiamente do cúmulo de irritação que então para ele se dirige e passar a adquirir a suscetibilidade a inflamações, a ingurgitamentos, ulcerações, cirro, cancro, à menorragia, dismenorréia e flores brancas, ou leucorréia. De mais, as mulheres que não amamentam seus filhos são sujeitas a reumatismo, aos chamados depósitos e afetos nervosos; a cessação de suas regras acontece prematuramente e de ordinário é substituída por mazelas uterinas, ou em alguma outra parte, e a experiência tem feito ver que se tornam pouco fecundas e se predispõe a desmanchos de gravidez e a concepções falsas.

Se a escusa ao aleitamento expõe a saúde das mães, podendo ocasionar-lhes os males expendidos, seus filhos também não são menos sujeitos a outros muitos provenientes não só do leite de amas, que comumente não tem as condições que se requerem, mas de uma série de acidentes, que as mais das vezes acompanham o aleitamento mercenário. As crianças são vítimas de moléstias venéreas, bobáticas e de certas disposições patológicas que lhes transmitem as amas infectadas, as quais sempre que podem ocultam semelhantes males para não perderem tal ou qual interesse; não sendo, aliás, capazes de se sacrificarem a um tratamento conveniente, seja para se curarem, seja para remediar qualquer incômodo que aconteça aos meninos quando mereçam a atenção médica. O que se deve esperar do aleitamento mercenário, feito mormente por pretas, sendo escravas o maior número delas? É impossível que essa casta de gente, quase sem religião e sem moral, oprimida e excitada a cada momento pela idéia de cativeiro, e capaz de todas as sortes de artifícios, empregue todo o desvelo e carinho na criação dos meninos de que se encarregam, acudindo-lhes pontualmente nas suas precisões; que mostrem íntima satisfação em os amamentarem e que não dêem provas de quererem ver-se livres do aleitamento para se entregarem cegamente às suas paixões. É de admirar ainda mais que muitas pessoas confiem esse trabalho a escravas recentemente vindas de fora e compradas de propósito em Valongo, sem refletirem os danos que causam tais amas!

Sendo, portanto, um dever para as mães, como disse, o criarem ou amamentarem seus próprios filhos, contudo muitos casos há em que as causas físicas e mesmo morais as impossibilitam forçosamente do aleitamento; então é mister confiá-lo às amas, sobre as quais deve haver grande escolha, tendo em consideração não só a qualidade do leite, como as qualidades físicas e morais de cuja bondade depende essencialmente a saúde de seus filhos.

Na verdade, os meninos pela moleza, delicadeza e fraqueza relativas ao seu físico, e pelo exercício predominante dos órgãos gástricos e linfáticos absorventes, por isso mais aptos a serem afetados, dotados, outrossim, de mobilidade muscular e nervosa extraordinárias, são demasiadamente sujeitos, desde a primeira infância até a puberdade, a um grande número de moléstias; conseguintemente necessitam serem tratados com toda a vigilância por aquelas pessoas incumbidas de sua educação. Eles, não sabendo em certa idade acusar o que sentem, nem indicar a sede da moléstia que os aflige; a extrema dificuldade de os curar, e em geral a fraca resistência de sua economia, são motivos urgentes que reclamam o desvelo de suas mães, tanto mais quanto lhes falta a razão para se poderem conduzir. Além do que da boa educação física se deve deduzir a boa educação moral, que consiste na cultura virtuosa do espírito, a qual é também absolutamente necessária para que os meninos venham a ser úteis a si, ao Estado e à sociedade e obtenham a estima das pessoas com quem tiverem de viver.

Passemos à indagação das moléstias endêmicas. Se o desenvolvimento das moléstias endêmicas é subordinado a um concurso de causas locais, que obram contínua ou periodicamente em certos lugares, e debaixo de certos climas, então se vê que as moléstias que aqui reinam freqüentemente, apresentando um caráter particular desde a sua invasão até a sua solução pelas modificações singulares dependentes de circunstâncias climatéricas do país em questão, se devem reputar endêmicas, tais são: febres intermitentes e remitentes, acompanhadas quase sempre de afecção gástrica, de flegmacia e de sintomas adinâmicos e atáxicos; afecções fluxionárias, ou catarros, oftalmias; aftas; esquinência; reumatismo; certos afetos nervosos, como histerismo, convulsões, tétano, epilepsia, palpitações, vertigens, coqueluche, asma, cardialgia, dispepsia, nevralgia frontal e maxilar; esta última reconhece por causa ordinária a cárie dos dentes, que é muito vulgar; flatulência e torpor de intestinos; hidropepsias; escrófulas, raquítis; abscessos frios ou por congestão; hepatite, a qual comumente determina o que se chama impropriamente obstrução de fígado; a complicação desta com a edemacia, ou tísica do bofe; a tísica pulmonar; leucorréia, dismenorréia; a obstrução de glândulas mesentéricas; hemorróidas; hérnias; tumores enquistados; cirros, a pronta degeneração destes em cancros, principalmente uterinos; a pele torna-se muito facilmente sede de impingens, sarnas, morféia, formigueiro, boubas e úlceras atônicas; de inchações sarcamatosas, resultado de erisipelas; a racosis e o sarcocele.

As erisipelas são consideradas debaixo de duas variedades; erisipela propriamente dita e erisipela branca, assim denominada pelos naturais do país, em cujo estado a pele sofre muito pouca ou nenhuma mudança na cor, entretanto, há dor e tensão ao longo dos vasos absorventes e glândulas do mesmo nome: atacam de preferência as extremidades abdominais, o escroto no homem e, na mulher, o útero, os seios e os grandes lábios, assim como as glândulas mesentéricas; é neste último caso que aparece muitas vezes intempestivamente um fluxo de ventre profuso e coliquativo, seguindo-se a gangrena de intestinos, que se desenvolve muito apressadamente e é caracterizada pela continuação de náuseas, vômitos e delírio, pulso pequeno, irregular e intermitente, meteorismo, soluço, ansiedade extrema, sede insaciável, inquietação e suma prostração de forças, face cadavérica, a superfície do corpo fria e suores frios: fixas ou móveis elas determinam ordinariamente movimentos febris precipitados e sintomas gástricos e atáxicos;

porém, às vezes são sintomáticas e complicam alguma das febres reinantes; é, portanto, de absoluta necessidade que o prático enriquecido de conhecimentos médicos, e dotado de gênio, se esforce a bem conhecer a moléstia primitiva, ou essencial, e distingui-la da que é puramente sintomática, para estabelecer um método de cura frisante, e nunca se deixe iludir da idéia vulgar e errônea de que a erisipela, sem que passem os três dias, se deve reputar *o noli me tangere*; porquanto o tratamento da erisipela consiste, como o de todas as moléstias, em uma medicina ativa, ou expectante, e a escolha dela depende de muitas condições relativas ao caráter que apresenta, as suas complicações, as suas causas, as funções lesadas e mais circunstâncias individuais.

O sistema linfático absorvente padece profundamente, e parece-me que ele é a sede primitiva da erisipela, afetando-se a pele pelo consenso da irritação mórbida, o que provam tanto a existência real da denominada erisipela branca e a que tem lugar nas vísceras do baixo ventre, sem que se manifeste no seu envoltório cutâneo, indício algum visível, como as inchações, as quais explicam suficientemente a diminuição, ou queda total das forças vivas que o animam.

Assim, quando a erisipela se faz habitual, e seus acessos se aproximam, a inchação é a conseqüência infalível, e como que forma uma continuação da mesma moléstia; ela aumenta de dia a dia e é levada a um ponto tal que ficam disformes e monstruosas as partes, aonde se declara, em virtude da acumulação das exalações serosa e adiposa no tecido celular, a que dá lugar a afecção profunda dos vasos absorventes. Essa inchação tem às vezes o aparato de edema, e então acontece elevar-se em um dos pontos da superfície enferma uma pequena vesícula, cuja ruptura espontânea ou artificial estabelece a descarga de um humor muito variável em cor e consistência, seguindo-se a diminuição mais ou menos notável da inchação, sem isentar ao doente da continuação e dos progressos da moléstia; porém, de ordinário é assaz consistente, sarcomatosa e tuberculosa.

O escroto e os grandes lábios, análogos em organização, dão exemplos de semelhantes inchações sarcomatosas, conhecidas legitimamente pelo nome de Sarcocele, o qual, entretanto, é muito mais freqüente nos homens do que nas mulheres: eu, durante a minha clínica, o tenho observado em duas pretas; numa era tão volumoso que descia até os joelhos, tinha sua origem do grande lábio esquerdo e afetava uma forma globosa; noutra era muito menor e correspondia a ambos os lábios, formando dois tumores separados: a que se deve, pois, atribuir a raridade dessas produções monstruosas nas mulheres? Creio que a particular disposição dos grandes lábios e seu maior abrigo a fricções, contusões e outras causas são condições favoráveis que as isentam do desenvolvimento freqüente de tais excrescências; mas elas não são menos sujeitas à mesma moléstia, atacando os seios.

Há observações que mostram que no Sarcocele escrotal os testículos e cordão espermático se acham ilesos, e somente os vasos espermáticos aumentam de volume e comprimento. Contudo, pode o Sarcocele complicar-se com a alteração morbosa dos testículos; esse estado de complicação é indicado por caracteres próprios à lesão desses órgãos e inculca grande estrago. Em seu começo, o Sarcocele é suscetível de cura pela aplicação ajustada dos meios higiênicos e terapêuticos, e quando estes falham, e o mal tem tomado um crescimento extraordinário, resta o recurso à amputação, que se pode fazer sem risco, e a qual tem sido coroada de sucessos felizes, precedendo um tratamento interno tendente a destruir as causas da moléstia e suas complicações, entre as quais a elefantíase é a mais horrorosa.[4] As incisões, os cáusticos e o sedenho, propostos para a cura do Sarcocele, são inúteis e perigosos, conseguintemente devem ser proscritos.

As pernas e os pés são acometidos das mesmas produções sarcomatosas, as quais seguem o comprimento dessas partes e as desfiguram sobremaneira, apresentando desigualdades enormes pelos tubérculos, ou tumores, que ocasionam, sendo estes separados por silhões mais ou menos profundos, aonde se notam escoriações que exalam um humor fétido e nauseabundo. Há uma outra variedade, que tenho observado, muito principalmente entre os mendigos, e vem a ser a mesmíssima moléstia acompanhada de ulcerações dastrosas, que lançam uma sânie fétida e corrosiva, de escamação e vegetação da pele, semelhante a verrugas, cuja enfermidade tem muita analogia com a elefantíase dos árabes.

4. Larrey. *Memória de cirurgia militar*. Tom. 2°. 1812. (N. do A.)

Felizmente, não há as chamadas carneiradas, nem peste; a vacina tem tornado quase insensível a epidemia das bexigas, que, noutro tempo, eram fatais e assolavam um prodigioso número de pessoas, mormente crianças; a febre amarela genuína, que consiste na irritação violenta e deletéria do fígado e órgãos gástricos, é mais própria dos climas secos e nimiamente quentes. Aqui, durante o estio, havendo falta de chuva, acontece aparecerem febres gástricas, complicadas do estado morboso do fígado, com manifestação de icterícia, mas raras vezes tomam o caráter de febre amarela, moléstia epidêmica e talvez contagiosa. A disenteria é muito freqüente na estação chuvosa, ou de estio, assim como certas erupções cutâneas, o sarampo, bexigas, a escarlatina e esquinências, malignas, pústulas malignas, carbúnculos, ou antrazes, furúnculo e a icterícia acompanhada de febre, ou sem ela; algumas afecções nervosas às vezes reinam epidemicamente, e as moléstias sifilíticas, seja pela complicação de outras enfermidades, seja pelo enfraquecimento prévio, em que se acha a constituição, produzem de ordinário grandes males e deixam os indivíduos em um estado valetudinário mais ou menos durável.

Não posso deixar de trazer à memória os bichos de pés e o berne; aqueles são mais freqüentes nos lugares estercados e cheios de imundícies; atacam muito particularmente as pessoas pouco asseadas e descalças e ocasionam úlceras atônicas, que lavram muitas vezes toda a extensão do pé; este é próprio dos matos e provém, creio, de uma espécie de vespa que depõe o seu ovo no tecido da pele, determinando um sentimento de picada assaz doloroso; sua existência é reconhecida por um tumor pequeno, piriforme, resistente, com ligeiro movimento imprimido pelo verme, sem mudança de cor na pele e em cujo centro se nota um orifício estreito, por onde entrara o ovo e a que corresponde uma das extremidades do verme.

Em conclusão ao que tenho expendido, vê-se que é de grande importância destruir, ou ao menos diminuir, quanto for possível o prodigioso número de causas morbíficas que tornam o Rio de Janeiro doentio, fazendo uma aplicação justa e cordata dos preceitos de higiene pública ao país em que vivemos.

A exposição dessas idéias gerais, que formam a base deste opúsculo, servirá de introdução, ou de prolegômenos, às observações patelógicas que se me oferecem dignas de memória e cuja conta darei circunstanciadamente ao fim de cada trimestre, inserindo as observações meteorológicas, que principiarei a notar no 1º de julho do presente ano.

Poucas moléstias há, na prática particular, que sejam dignas de memória, não só pela raridade de casos, que pela sua natureza devem produzir motivos a ricas observações, como por uma série de inconvenientes, que encontra, a cada passo, o prático, ainda o mais acreditado; o contrário deve esperar-se em um hospital regular; neste há grande ocorrência de enfermos; há muitas e diversas moléstias, cujas observações devem ser instrutivas; o clínico inteligente e verdadeiramente cirurgião pode, com maior franqueza e sem inconvenientes, desempenhar os deveres de sua arte, a bem da humanidade; as chamadas grandes operações, são muito mais freqüentes; há finalmente o recurso e a oportunidade da autópsia cadavérica, que fornece muitas luzes, e a qual deve forçosamente acompanhar as observações daquelas moléstias, de que se seguiu a morte.

Para complemento e exatidão deste meu trabalho, ser-me-ia necessário tratar de alguns pontos mais que compõem uma topografia médica; porém, a natureza deste opúsculo, os meus fracos conhecimentos, e as minhas circunstâncias pouco favoráveis me impediram de assim o fazer: espero, pois, que os meus caros colegas supram com os seus conhecimentos e experiência; e que o sábio e prudente leitor tome essa tarefa não como objeto de instrução e de novidade, sim mero efeito de obediência às Reais Ordens de Sua Majestade El-Rei Nosso Senhor.

CIP-BRASIL. CATALOGAÇÃO-NA-FONTE
SINDICATO NACIONAL DOS EDITORES DE LIVROS, RJ

S272
A saúde pública no Rio de Dom João
. – Rio de Janeiro: Editora Senac Rio, 2008.
120p. : il. ;
16cm x 23cm

Conteúdo: Reflexões sobre alguns dos meios propostos por mais conducentes para melhorar o clima da cidade do Rio de Janeiro / de Manoel Vieira da Silva – Aos sereníssimos Príncipes Reais do Reino Unido de Portugal e do Brasil e Algarves, os senhores D. Pedro de Alcântara e D. Carolina Josefa Leopoldina oferece, em sinal de gratidão, amor, respeito e reconhecimento estes prolegômenos, ditadas pela obediência, que servirão às observações, que for dando das moléstias cirúrgicas do país, em cada trimestre Domingos Ribeiro dos Guimarães Peixoto, cirurgião da Câmara de El-Rei Nosso Senhor / de Domingos Ribeiro dos Guimarães Peixoto

ISBN: 978-85-7756-024-0

1. Saúde pública – Rio de Janeiro (RJ) – História. 2. Rio de Janeiro (RJ) – Clima. 3. Epidemiologia – Rio de Janeiro (RJ) – História. 4. Rio de Janeiro (RJ) – História. 5. Brasil – História – D. João VI, 1808-1821. I. Silva, Manoel Vieira da, 1723-1826. Reflexões sobre alguns dos meios propostos por mais conducentes para melhorar o clima da cidade do Rio de Janeiro. II. Peixoto, Domingos Ribeiro dos Guimarães, 1790-1846. Aos sereníssimos Príncipes Reais do Reino Unido de Portugal e do Brasil e Algarves... III. Título: Reflexões sobre alguns dos meios propostos por mais conducentes para melhorar o clima da cidade do Rio de Janeiro. IV. Título: Aos sereníssimos Príncipes Reais do Reino Unido de Portugal e do Brasil e Algarves...

08-0387. CDD: 614.0981531
CDU: 614 (815.31) "1808/1821"

Este livro foi composto em Bodoni Old Face BE
e impresso em papel Pólen Bold 90 g/m²,
em fevereiro de 2008, para a Editora Senac Rio.